DARI
RI‑GLIACO
AUTORE

Finito di scrivere a Maggio 2020

Dario Rigliaco

Il libro delle pandemie

Dal 430 a.C.

Con i disegni di Federica Pate, in copertina.

Atene fu distrutta dalla paura della peste, non dalla peste.

Tucicide.

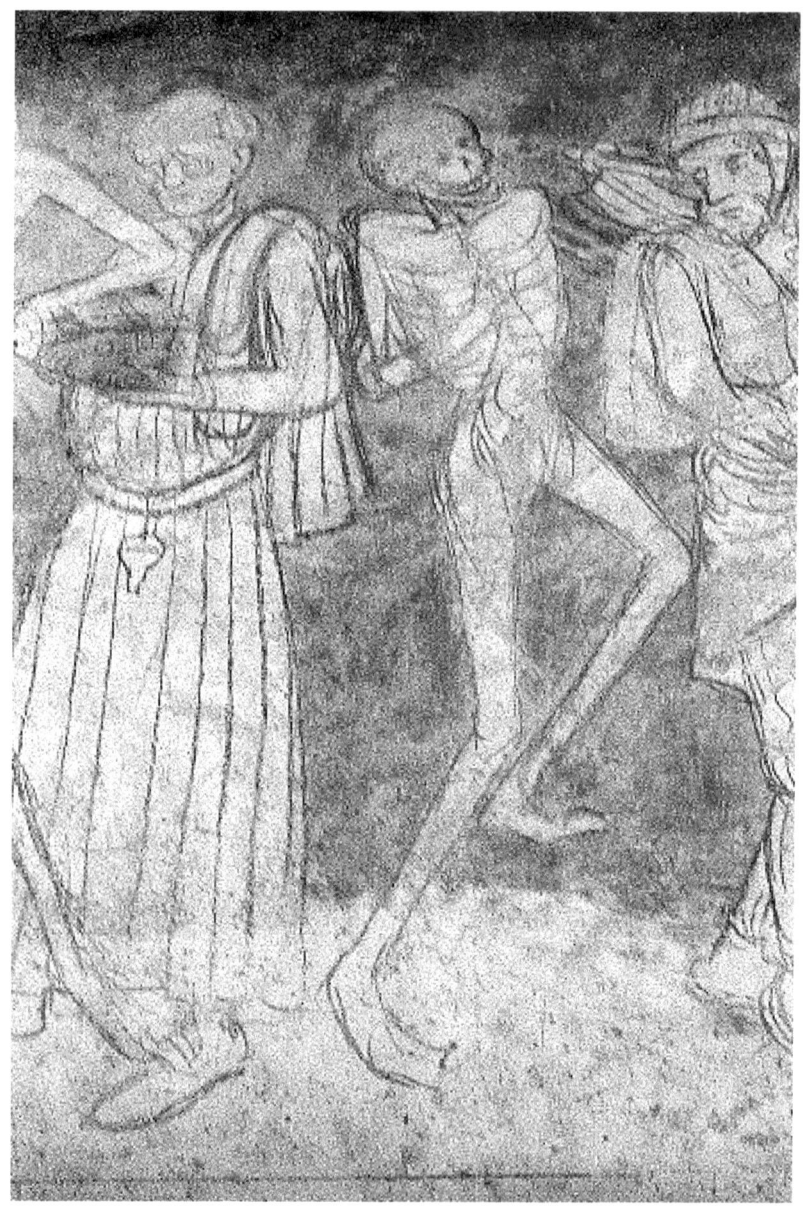

Frammento dell'affresco della Danse macabre (XV secolo) sito su una parete interna dell'Abbazia di Chaise-Dieu in Alvernia (Francia). –Wikimedia Commons

PREFAZIONE

Sfogliando la storia delle pandemie attraverso le pagine di Dario Rigliaco, balzano evidenti alcune inquietanti analogie fra ieri e oggi. Innanzitutto colpisce in modo particolare constatare che la propagazione dei virus è sempre correlata ai contatti sociali. Già ad Atene il contagio dell'epidemia di peste del 430 a.C. ebbe maggior diffusione proprio nei quartieri più angusti e a maggior densità di popolazione. Ma fin qui i "corsi e ricorsi" non ci sorprendono più di tanto, così come l'alto numero di vittime fra i medici e comunque fra gli addetti all'assistenza sanitaria, i più esposti al contagio, che purtroppo ha una sua drammatica continuità da quando si iniziano ad avere notizie storiche delle pandemie, fino, purtroppo, ai giorni nostri, ad onta delle misure di protezione che via via sono state sempre più accurate e adottate, infine le devastanti conseguenze delle pandemie sul piano economico e sociale. Una pandemia, poi, è sempre stata accompagnata da una pletora di parole, supposizioni, congetture, affermazioni categoriche e notizie non controllate. Un tempo si chiamavano "oracoli", oggi le conosciamo come "Fake news". Questo proliferare di voci incontrollate fu a suo tempo rilevato e criticato aspramente addirittura da Marco Aurelio che, come vedremo leggendo il libro, affermò che la pestilenza attorno a lui (il riferimento è alla cosiddetta "Peste Antonina" del II secolo d.C.) era "meno letale della menzogna, del comportamento maligno e della mancanza di vera comprensione". Dario Rigliaco, attraverso la consultazione di una corposa bibliografia, ripercorre minuziosamente la storia dei flagelli che periodicamente si sono abbattuti sull'umanità, con rigore scientifico, ma anche con la trepidazione di chi vive compenetrato nell'attuale realtà storica. Trasformare le statistiche e le cronache in una lettura scorrevole non è mai compito facile, ma Dario Rigliaco in questo suo "Libro delle Pandemie" ci illustra i dati in proprio possesso con piena padronanza di uno stile gradevolmente discorsivo distribuito su più livelli di comprensione. La stesura di un libro in questo periodo è anche una reazione a quella pesante sensazione che sicuramente molti di noi hanno provato all'inizio del "lockdown", quando la paralisi delle attività e l'aspetto quasi spettrale delle nostre città deserte hanno rimandato a "La storia infinita", laddove si dice che "il Nulla, il vuoto che ci circonda, la disperazione che distrugge il mondo, dilaga perché la gente ha rinunciato a sperare e dimentica i propri sogni", ma così come lo Gmork del romanzo di Michael Ende, Dario, attraverso i suoi scritti e la sua fantasia espressa in tante altre pubblicazioni e produzioni, può ben dire di aver fatto in modo di aiutarlo.

Ivaldo Castellani

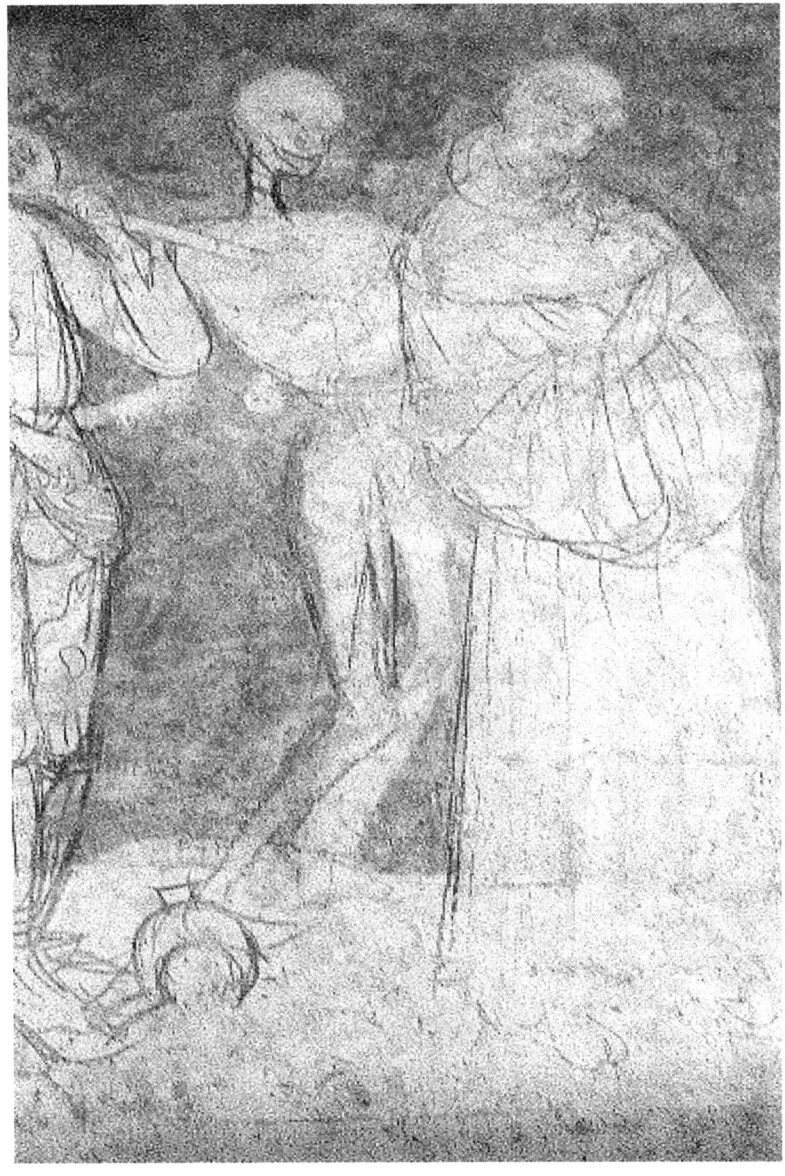

Frammento dell'affresco della Danse macabre (XV secolo) sito su una parete interna dell'Abbazia di Chaise-Dieu in Alvernia (Francia). –Wikimedia Commons

Indice

La peste di Atene, 430 a.C.

La peste Antonina, 165-180 d.C.

La peste di Giustiniano, 541 d.C.

La Peste nera, 1347

Il tifo, dal 1489

Il colera, dal 1816

L'influenza spagnola, 1918-1919

L'influenza asiatica, 1957-1958

L'influenza di Hong Kong, 1968-1969

L'epidemia di HIV/AIDS, dal 1981

L'influenza suina A H1N1, 2009-2010

LA PESTE DI ATENE

430 A.C.

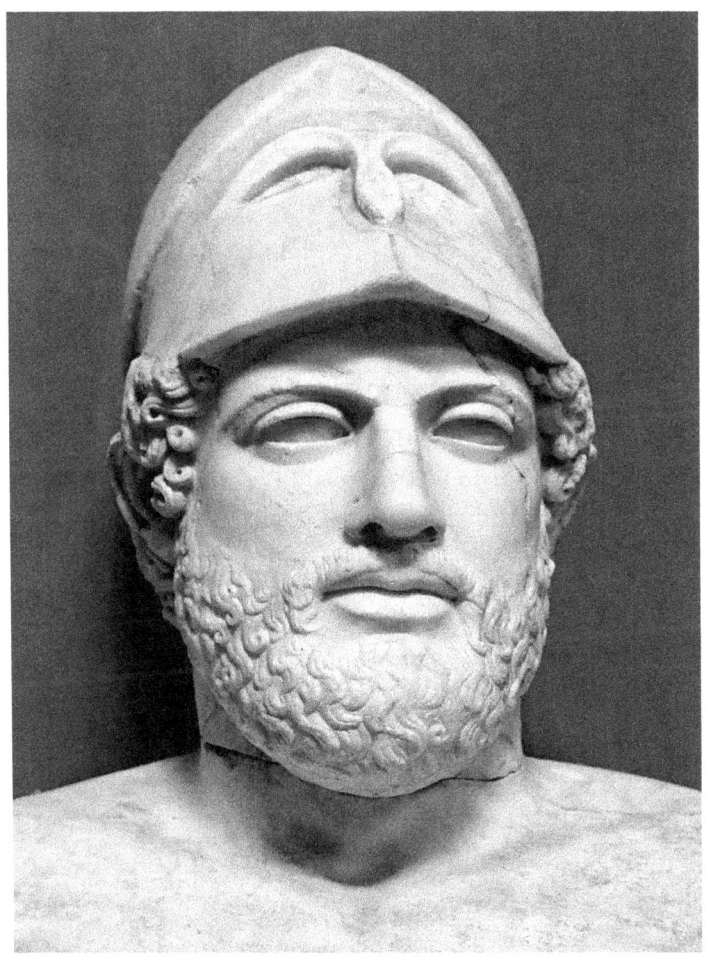

Busto di Pericle riportante l'iscrizione "Pericle, figlio di Santippo, ateniese". Marmo, copia romana di un originale greco del 430 a.C. circa.

La peste di Atene è una delle prime epidemie della storia. Si dice che la peste incominciò in Etiopia, gli ateniesi sostennero che i peloponnesiaci avevano gettato dei veleni nei pozzi. Colpì la città-stato di Atene durante il secondo anno della Guerra del Peloponneso (430 a.C.), quando una vittoria ateniese sembrava ancora a portata di mano. Condizionò, almeno all'inizio, il risultato del conflitto, in quanto decimò letteralmente l'esercito e la popolazione e i peloponnesiaci approfittarono della sciagura per saccheggiare l'Attica. Con ogni probabilità entrò ad Atene attraverso il porto della città, il Pireo, che era l'unica fonte di rifornimenti. Gran parte del Mediterraneo orientale venne colpito dal focolaio della malattia. L'epidemia, che tornò altre due volte (nel 429 a.C. e nell'inverno del 427/426 a.C.), si diffuse nella città sovraffollata di profughi, ma non è ben chiaro di quale malattia si trattasse con esattezza. Generalmente si parla di peste, ma i sintomi non sono quelli della peste bubbonica. Potrebbe essere stata un'epidemia di vaiolo o di tifo, o addirittura di una forma particolarmente virulenta di morbillo. In ogni caso, è stata una malattia molto contagiosa e ignota ai medici dell'epoca; le persone venivano prese da vampate alla testa, arrossamento e bruciore agli occhi. Il male scendeva al petto con una forte tosse e quando raggiungeva lo stomaco provocava spasmi, svuotamenti di bile e forti dolori. Il corpo era come fiorito di piccole pustole e di ulcere. A causa dei quartieri molto vicini e della scarsa igiene, Atene divenne un terreno fertile per le malattie e molti cittadini morirono, tra cui Pericle, sua moglie e i suoi figli Paralus e Santippo. Anche lo storico greco Tucidide ne fu colpito ma riuscì a sopravvivere. Ne raccontò i dettagli descrisse con precisione la malattia all'interno della sua opera storica "La guerra del Peloponneso". Sparta e i suoi alleati all'epoca avevano economie quasi esclusivamente di terraferma, in grado di costruire grandi e potenti eserciti. Gli ateniesi, per ordine di Pericle, si ritirarono dietro le mura della città di Atene, puntando sulla supremazia marittima di approvvigionamenti, mentre la superiorità della flotta contrastava i movimenti delle truppe spartane. A causa di questa strategia, molte persone dalle campagne si trasferirono nella città provocando la mancanza di cibo e di altri rifornimenti essenziali. Nella sua "Guerra del Peloponneso", Tucidide descrisse l'epidemia come una malattia proveniente dall'Etiopia che passò attraverso l'Egitto e la Libia nel mondo greco, una piaga così grave e mortale che nessuno riusciva a ricordarne altra simile, e i medici ignorandone la sua natura, non solo erano impotenti, ma perivano molto velocemente. Nella sovraffollata Atene, la malattia uccise circa due terzi della popolazione. Gli spartani, alla vista dei roghi di Atene, ritirarono le truppe per non rischiare il contagio. Dopo la morte di Pericle, Atene fu amministrata da un certo numero di capi che Tucidide descrisse come incompetenti o deboli. Gli storici hanno cercato a lungo di identificare la malattia nota come la "peste di Atene", che è stata considerata un focolaio di peste bubbonica nelle sue molteplici forme, ma le riconsiderazioni dei sintomi approfonditi e gli studi accurati hanno portato gli studiosi ad avanzare ipotesi alternative tra cui tifo, vaiolo, ebola, febbre emorragica, morbillo e sindrome da shock tossico. Altri hanno suggerito trattarsi di antrace diffuso dalle molte mandrie di bestiame concentrate all'interno delle mura cittadine. Inoltre, l'affollamento causato dall'afflusso di rifugiati portò non solo alla scarsità di cibo e acqua, ma anche all'accumulo di rifiuti con enorme proliferazione di topi e pidocchi. Queste condizioni avrebbero sicuramente incoraggiato una malattia infettiva. Ma oltre a queste ipotesi, c'è da considerare la possibilità che i sintomi di una malattia nota possano essere mutati nel tempo o che la peste sia stata causata da un agente patogeno che non esiste più, dunque la natura esatta della peste ateniese non potrà mai essere conosciuta con esattezza. Tuttavia, il miglioramento delle tecnologie scientifiche può rivelare nuovi indizi. Nel 2005 è stata fatta una correlazione tra il DNA estratto dalla polpa dentale di tre denti recuperati dal cimitero del Ceramico (dagli scavi del 1994-95) ad Atene scoprendo batteri patogeni di febbre tifoidea. La febbre tifoide (o tifo addominale) è una malattia infettiva sistemica, febbrile, a trasmissione oro-fecale provocata dal batterio Salmonella. Nel gennaio 1999, l'Università del Maryland ha dedicato la sua quinta conferenza medica annuale, a casi storici noti come ad esempio la "peste di Atene", giungendo alla conclusione che la malattia che uccise i greci e il loro capo militare e politico, Pericle, può essere stata proprio il tifo esantematico. "Un'epidemia di tifo è la migliore spiegazione", ha detto il dottor David Durack, professore di medicina presso la Duke University. "Colpisce di più in tempi di guerra e privazioni e ha una mortalità di circa il 20%, uccide la vittima dopo circa sette giorni e provoca a volte delle complicazioni come la gangrena delle punte delle dita delle mani e dei piedi. La "peste di Atene" aveva tutte queste caratteristiche." Nei casi di tifo, la disidratazione progressiva, la debilitazione e il collasso cardiovascolare possono causare la morte del paziente. Questo parere medico, è stato condiviso dal ricercatore e interprete della storia di Tucidide, A. W. Gomme e questa opinione è espressa nella sua opera "Commenti storici su Tucidide" (Historic Comments on Thucydides). "Oggi, secondo Gomme, è generalmente accettato che si trattasse di tifo" ma altri ricercatori non sono d'accordo, notando, tra le altre discrepanze, l'assenza nel tifo dei drammatici sintomi gastrointestinali come sono descritti da Tucidide. C'è da dire che alcuni aspetti della febbre tifoide siano in chiaro contrasto con la descrizione di Tucidide, come ad esempio il fatto che gli animali necrofori non muoiono da infezione di tifo, oppure l'insorgenza di febbre tifoide che è in genere lenta e sottile, e il tifo generalmente uccide più tardi nel corso della malattia. La narrazione di Tucidide accenna a un aumento del rischio tra gli operatori sanitari, che è più tipico del contagio-diffusione da persona a persona della febbre emorragica (ad esempio l'ebola) piuttosto che da febbre tifoide. Risulta insolito che le truppe spartane assedianti non siano state colpite dalla malattia che imperversava vicino a loro all'interno della città. Generalmente, nella storia, le epidemie durante le guerre, colpiscono entrambe le fazioni, inoltre in una guerra dell'epoca lo scontro fisico era prettamente a stretto contatto. La descrizione di Tucidide invita inoltre al confronto con la febbre emorragica virale nel carattere e nella sequenza dei sintomi sviluppati e dell'esito solitamente fatale intorno all'ottavo giorno, per cui alcuni scienziati hanno interpretato l'espressione di Tucidide "lugx kenē" come sintomo di singhiozzo, che è riconosciuto nella malattia da virus ebola.

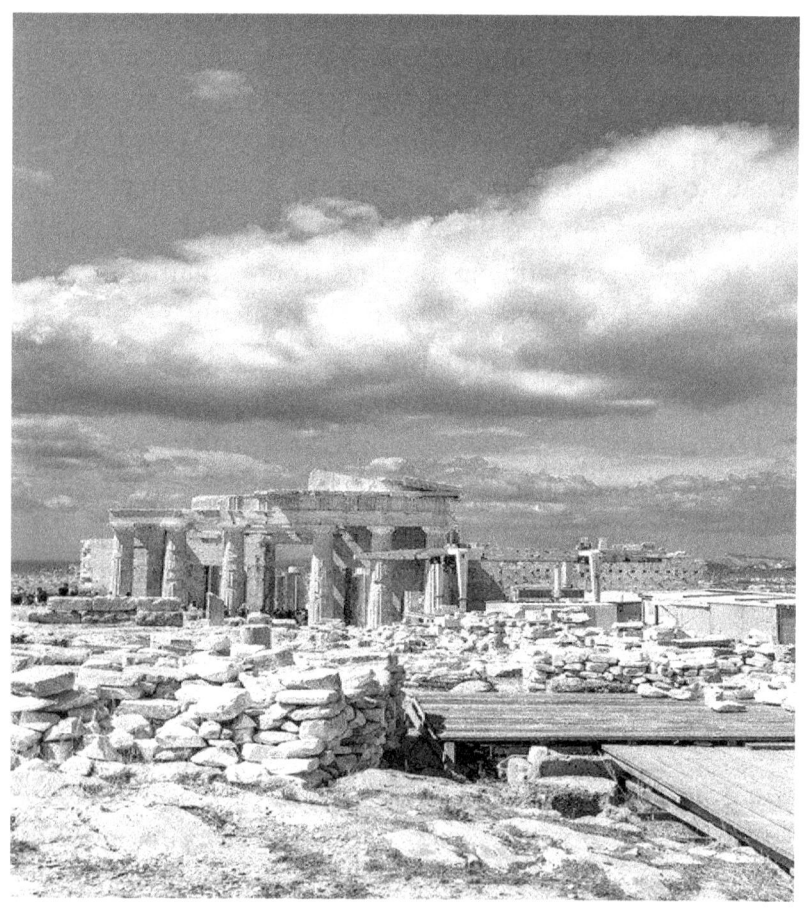

Acropoli di Atene -Pixabay

Con un periodo di incubazione fino a 21 giorni, la trasmissione dell'ebola tramite il commercio tra il Nilo e il porto del Pireo è chiaramente plausibile. Una seconda narrazione storica che suggerisce di una febbre emorragica eziologia è quella di Tito Lucrezio Caro che nel I° secolo a.C. caratterizzò la "peste di Atene" con scarichi sanguinosi o neri dagli orifizi del corpo. Purtroppo, l'identificazione basata sulla sequenza del DNA è limitata dall'incapacità di alcuni agenti patogeni di lasciare un'impronta recuperabile dopo millenni da reperti archeologici. La mancanza di una firma sufficientemente durevole dovuta al passaggio di un virus significa che alcune eziologie, in particolare i virus della febbre emorragica, non sono ipotesi verificabili usando tecniche scientifiche attualmente disponibili. Sempre secondo Tucidide, la malattia causò la completa scomparsa dei costumi sociali. Tucidide afferma che le persone, rassegnate a una morte certa, cessarono di temere la legge e la gente iniziò a sperperare il denaro convinti che non avrebbero vissuto abbastanza a lungo per godere i frutti di un saggio investimento, mentre alcuni tra i poveri improvvisamente divennero ricchi ereditando la proprietà dei loro parenti uccisi dalla malattia. Inoltre, coloro che tendevano ad ammalarsi erano più vulnerabili alla malattia e questo fece sì che molte persone morissero solo perché nessuno era disposto a rischiare di prendersi cura di loro. I morti, stimati statisticamente tra i 75 mila e i 100 mila furono ammucchiati e abbandonati alla decomposizione o gettati in fosse comuni. I carri percorrevano le vie della città colmi di cadaveri e dove trovavano un rogo, scaricavano i corpi, mentre altri preparavano cataste di legna per cremare i loro morti. Una fossa comune e quasi mille tombe, databili tra il 430 e il 426 a.C., sono state trovate appena fuori dall'antico cimitero del Ceramico di Atene. La fossa comune era delimitata da un muretto che sembra aver protetto il cimitero da una zona umida. Scavata nel periodo 1994–95, la tomba a forma di albero poteva aver contenuto un totale di 240 persone, almeno una decina delle quali bambini. Gli scheletri nelle tombe erano disposti in modo casuale, senza strati di terreno tra essi. L'archeologo Efi Baziotopoulou-Valavani, della Terza Ephoreia (Direzione) delle Antichità, riferì che: "le fosse comuni non hanno un carattere monumentale, le offerte che abbiamo trovato sono di tipo comune e di basso costo, vasi funerari neri, alcune piccole lampade ad olio a figure rosse della seconda metà del V secolo a.C. I corpi furono deposti nella fossa nel giro di un giorno o due. Questi fattori portano a pensare a una sepoltura di massa in uno stato di panico, molto probabilmente a causa di una pestilenza". La peste segnò per la città l'inizio del dilagare della corruzione. Ciò che prima si faceva, ma solo di nascosto, per proprio piacere, ora lo si osava più liberamente. Gli arricchimenti improvvisi dei poveri grazie alle eredità portarono ad abbandonarsi a rapidi piaceri, volti alla soddisfazione dei sensi, ritenendo un bene effimero sia il proprio corpo che il proprio denaro. Nessuno era più disposto a perseverare in quello che prima giudicava fosse il bene, perché non poteva sapere se sarebbe morto o no prima di arrivarci; invece il piacere immediato e il guadagno che potesse procurarlo, quale che fosse la sua provenienza, ecco ciò che divenne bello e utile. La paura degli dei o le leggi umane non rappresentavano più un freno. La peste causò anche dubbi di ordine religioso, dal momento che la malattia aveva colpito, senza riguardo alla pietà che una persona aveva verso gli dei, la gente si sentiva abbandonata da essi e sembrava che non si ricavasse alcun beneficio dal loro culto. I templi stessi erano in stato di abbandono. Presto gli edifici sacri furono riempiti di morti e morenti e gli ateniesi pensarono che la peste fosse la prova che gli dei favorivano Sparta, e questo era stato confermato da un oracolo, il quale disse che Apollo stesso (il Dio della malattia e della medicina) avrebbe combattuto per Sparta. Un oracolo in precedenza aveva avvertito che "la guerra con i Dori (spartani) è in arrivo e con essa la morte". Tucidide è scettico su queste conclusioni e ritiene che le persone erano semplicemente superstiziose. Egli si basa sulla teoria medica prevalente del tempo, la teoria ippocratica, e si sforza di raccogliere le prove attraverso l'osservazione diretta. Egli osserva che gli uccelli e gli animali che avevano mangiato cadaveri infettati dalla peste erano morti a loro volta, cosa che lo portò a concludere per una causa naturale della malattia piuttosto che una sovrannaturale.

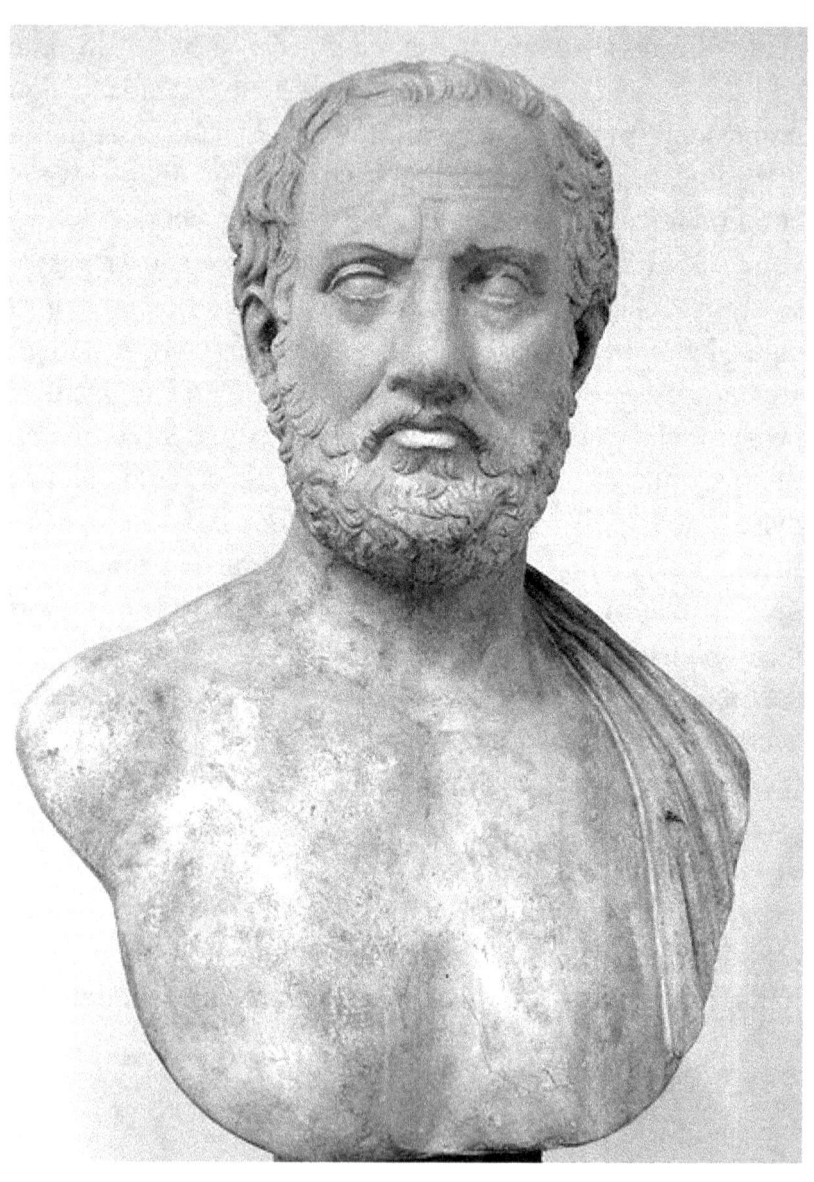

Busto di Tucidide -Wikimedia Commons

La peste del 430 a.C., fu l'epidemia che segnò il declino di Atene, la propagazione del morbo, senza eguali, uccise le vittime così velocemente che l'epidemia rimase circoscritta entro le mura della città. Negli anni seguenti venne stipulato un accordo che avrebbe dovuto garantire un cinquantennio di pace. Tuttavia, la disastrosa spedizione in Sicilia nel 415 a.C. guidata da Alcibiade, segnò ulteriormente il declino della potenza ateniese. La guerra del Peloponneso cambiò il volto della Grecia antica: Atene, che dalle guerre persiane aveva visto crescere enormemente il proprio potere, dovette sopportare alla fine dello scontro con Sparta un gravissimo crollo in favore della forza egemone del Peloponneso. Tutta la Grecia interessata dalla guerra risentì fortemente del lungo periodo di devastazione, sia dal punto di vista della perdita di vite umane sia da quello economico e, proprio per questo motivo, il conflitto viene considerato come evento finale del secolo d'oro della civiltà ellenica; Atene, in particolare, non avrebbe mai più recuperato la sua antica prosperità.

LA PESTE ANTONINA
165-180 D.C.

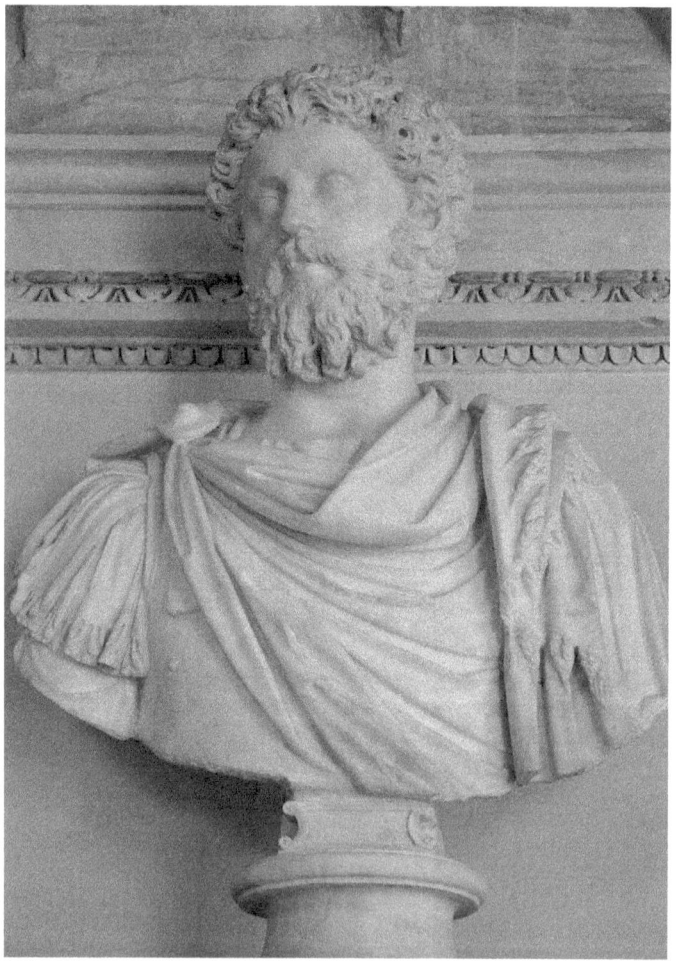

Busto di Marco Aurelio Antonino Augusto –Creative Commons

La "peste Antonina" è stata una pandemia di vaiolo o morbillo, o meno probabilmente tifo, riportate in patria dall'esercito romano da Oriente. Era il 165 d.C. circa, quando un esercito di legionari impegnato nella campagna contri i Parti in Iran, portò la malattia all'interno dell'Impero Romano, che si dilagò fino al 180 d.C., diffondendosi anche a nord del Reno, fra le popolazioni germaniche e galliche, determinando una mortalità, stimata dagli storici, dal 10% al 30% della popolazione, che vale a dire circa 30 milioni di morti su 100 milioni di persone. Tra le vittime morirono due imperatori nell'anno 169, Lucio Vero e Marco Aurelio Antonino, dal cui patronimico, Antoninus, derivò il nome dell'epidemia. Il focolaio scoppiò di nuovo nove anni dopo, secondo lo storico romano Cassio Dione, e causò fino a due mila morti al giorno a Roma, che corrispondeva al 25% degli infettati. La "peste Antonina", oltre alla strage tra la popolazione, decimò il potente esercito romano. Le fonti antiche concordano sul fatto che l'epidemia apparve per la prima volta durante l'assedio a Seleucia-Ctesifonte nel 165. La città era sotto attacco fin dal 117 e fu conquistata e incendiata nel corso della spedizione romana in Oriente condotta dall'imperatore Traiano. Nel 164 fu nuovamente distrutta dall'esercito inviato da Marco Aurelio, posto sotto il comando del fratello adottivo, Lucio Vero. Ammiano Marcellino affermò che la peste sarebbe arrivata fino alla Gallia ed alle legioni stanziate lungo il Reno. Eutropio asserì che moltissime persone morirono in tutto l'impero nelle strade cittadine.

Il noto medico Galeno di Pergamo, descrisse i sintomi nel suo "Methodus Medendi", in base alle osservazioni dirette della malattia. Annotò che essa provocava febbre, diarrea, infiammazione della faringe, eruzioni cutanee secche o in forma di pustole che apparivano nel nono giorno dalla comparsa. In conclusione, seppur con qualche esitazione, gli esperti considerano la "peste Antonina" come una grande epidemia di vaiolo. Nel 166, durante l'epidemia, il medico e scrittore greco Galeno viaggiò da Roma a casa sua in Asia Minore. Tornò a Roma nel 168, quando fu convocato dai due Augusti. Era presente allo scoppio dell'epidemia tra le truppe stanziate ad Aquileia nell'inverno del 168/69. Le osservazioni di Galeno e la sua descrizione nel trattato "Methodus Medendi" sono brevi, e i suoi altri accenni sono sparsi tra i suoi numerosi e voluminosi scritti. Tuttavia, descrisse la peste come "grande" e di lunga durata. Certamente un'epidemia di queste dimensioni, che rimangono rilevanti sia accettando la stima minima delle vittime che quella massima, fu un fatto importante nella vita economica, sociale e politica provocando molti problemi. Sconvolti dal disastro, molti cittadini si affidarono alla protezione offerta dalla magia e a riti religiosi che non avevano alcun valore di cura e che, anzi, contribuirono a diffondere la malattia. Tra coloro che misero in giro false notizie, offrendo protezioni divine e irrazionali ci fu, secondo i racconti ironici di Luciano di Samosata, il "falso profeta" Alessandro di Abonutico, truffatore di professione e fondatore del culto di Glicone.

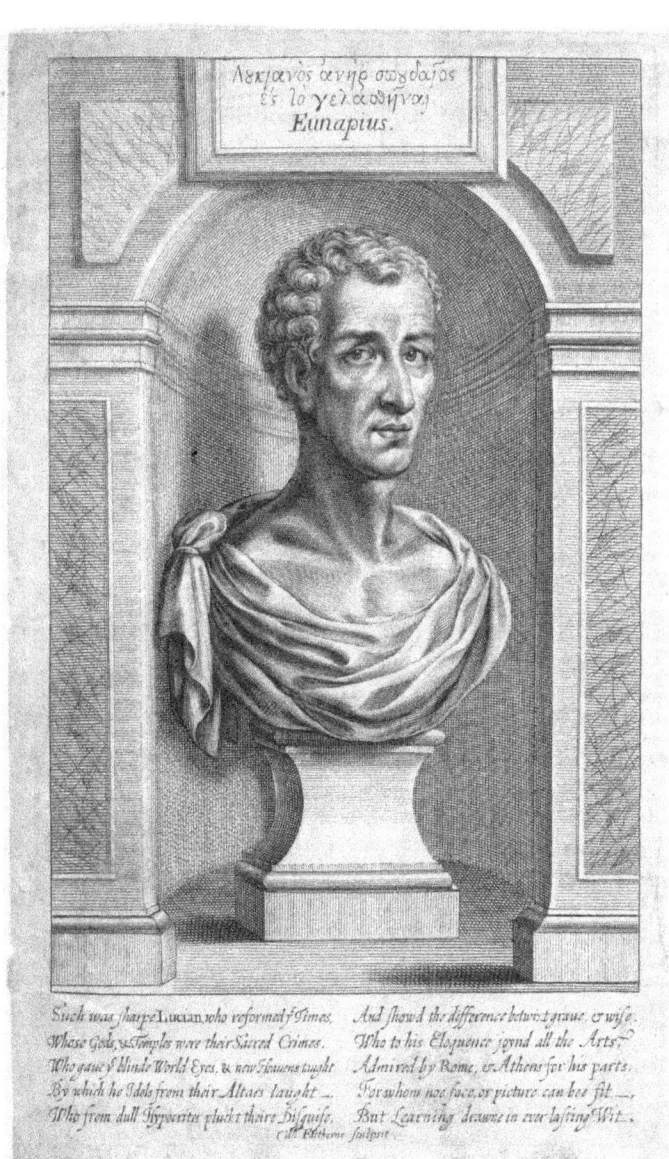

Luciano di Samosata – Wikimedia Commons

Glicone era una divinità dalle fattezze di serpente con testa umanoide, manifestazione del dio Asclepio. Il suo culto fu fondato nel II secolo in Paflagonia proprio da Alessandro di Abonutico, intorno al 140, e si protrasse fino almeno al III secolo. Nel suo libro sulla vita del "falso profeta" Alessandro, Luciano di Samosata racconta come costui riuscì a creare e tenere vivo il culto sfruttando la credulità della gente, in un'epoca di grandi paure a causa della peste, congegnando trucchi e usando addirittura un vero serpente per emettere i suoi oracoli, che trovarono vasta eco in ogni zona dell'Impero. Sostiene Luciano che un verso del falso profeta cominciò ad essere scritto sulle case, specialmente quelle rimaste prive di abitanti, e che fu: "che aveva spedito a tutte le nazioni durante la pestilenza... fu visto scritto ovunque sulle porte". Sebbene di falsi oracoli e ciarlatani di ogni risma ce ne fossero ovunque e fossero molto diffusi all'epoca, per Luciano di Samosata, Alessandro era maestro di frodi e inganno, responsabile di aver truffato molte persone e impegnato, attraverso i suoi seguaci, in varie forme di ricatto e proselitismo a fini di lucro. E dunque di aver contribuito alla diffusione incontrollata della malattia. La portata dei falsi oracoli, in tempo di peste, vere e proprie "fake news" dell'epoca, fu ampliata proprio dalla temibile "peste Antonina" in corso. Inoltre, l'epidemia, tra le conseguenze sociali e politiche, disastrose in tutto l'impero romano, trova voce con Barthold Georg Niebuhr che dichiara: "nel momento in cui il regno di Marco Aurelio ebbe un punto di svolta in molte cose, soprattutto letteratura ed arte, non ho dubbi che questa crisi fosse dovuta a questa peste... Il mondo antico non si riebbe mai dal colpo inflitto dalla piaga che lo visitò durante il regno di Marco Aurelio". Tra gli effetti del contagio, le forze imperiali furono colpite quando si mossero verso est sotto il comando dell'imperatore Vero, dopo che l'esercito di Vologase IV attaccò l'Armenia e le difese romane dei territori orientali furono limitate dalle numerose perdite subite dalle truppe proprio per via della pandemia. Secondo lo scrittore spagnolo del V secolo Paolo Orosio, molte città e villaggi della penisola italiana e delle province europee persero tutti i loro abitanti. Quando l'epidemia si spostò verso nord raggiungendo il Reno, infettando anche i popoli germanici e galli posti all'esterno dei confini dell'impero, seminò morte e povertà senza eguali. Per molti anni questi popoli settentrionali avevano premuto verso sud in cerca di nuove terre per sostenere la crescita numerica della loro popolazione. Decimati dalla malattia, gli eserciti romani non furono in grado di respingerli. Dal 167 fino alla sua morte, l'imperatore Marco Aurelio comandò personalmente le legioni nei pressi del Danubio, tentando con un successo solo parziale di controllare l'avanzata dei Germani oltre il fiume. Il principale attacco contro i Marcomanni fu posposto fino al 169 a causa della scarsezza di truppe imperiali. Durante la campagna germanica, Marco Aurelio scrisse anche la sua opera filosofica intitolata "Colloqui con sé stesso". Il passaggio IX.2 afferma che la pestilenza attorno a lui era meno letale della menzogna, del comportamento maligno e della mancanza di vera comprensione.

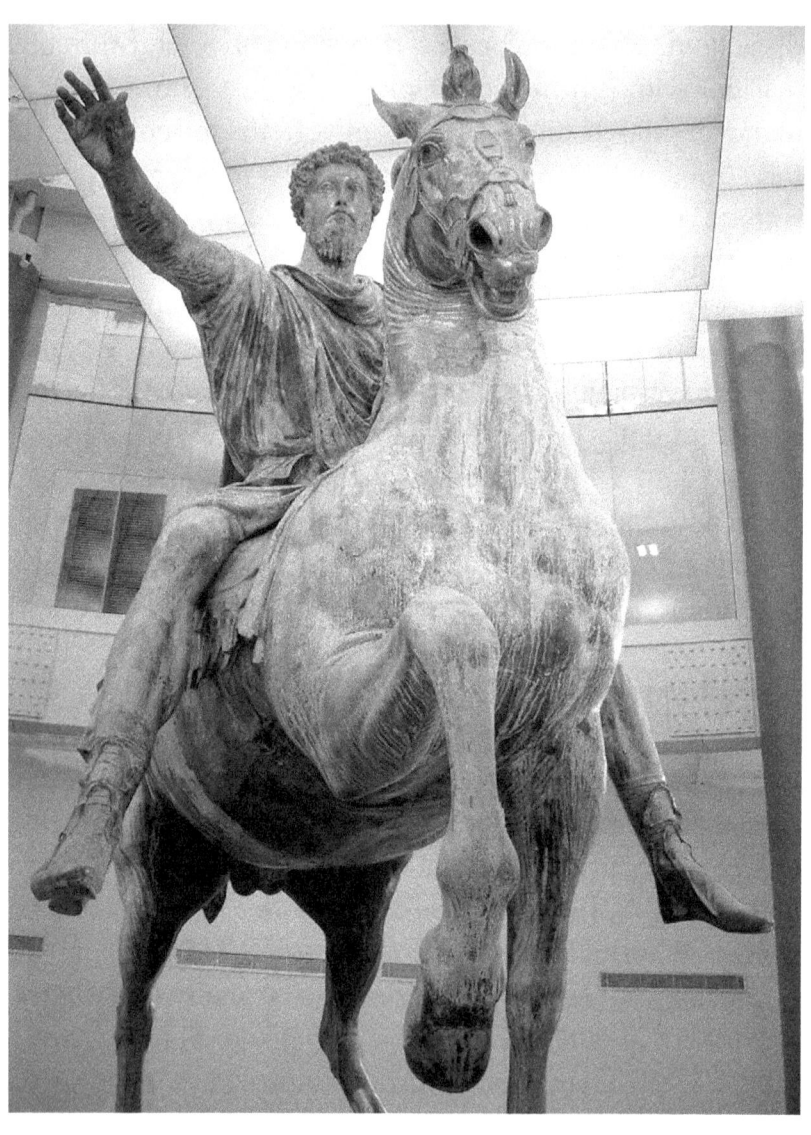

Statua equestre di Marco Aurelio –Creative Commons

All'imperatore è inoltre stata attribuita la seguente frase, pronunciata poco prima di morire: "Perché piangete voi per me, e non pensate piuttosto alla pestilenza ed alla morte comune?", oppure anche "Volgi subito lo sguardo dall'altra parte, alla rapidità dell'oblio che tutte le cose avvolge, al baratro del tempo infinito, alla vanità di tutto quel gran rimbombo, alla volubilità e superficialità di tutti coloro che sembrano applaudire... Insomma, tieni sempre a mente questo ritiro che hai a tua disposizione in questo tuo proprio campicello " (Ricordi, IV, 3). Lo storico William McNeill afferma che la "peste Antonina" e la successiva "peste di Cipriano" (251-ca.270) furono due malattie diverse, una di vaiolo e l'altra di morbillo, anche se non necessariamente in questo ordine. La grave devastazione che la popolazione europea subì da queste due epidemie potrebbe far pensare che queste persone non fossero mai state colpite dalle due pandemie, che altrimenti avrebbero reso immuni i sopravvissuti. Altri storici credono che si sia trattato in entrambi i casi di vaiolo. Quest'ultima ipotesi sembra più corretta.

LA PESTE DI GIUSTINIANO
541 D.C.

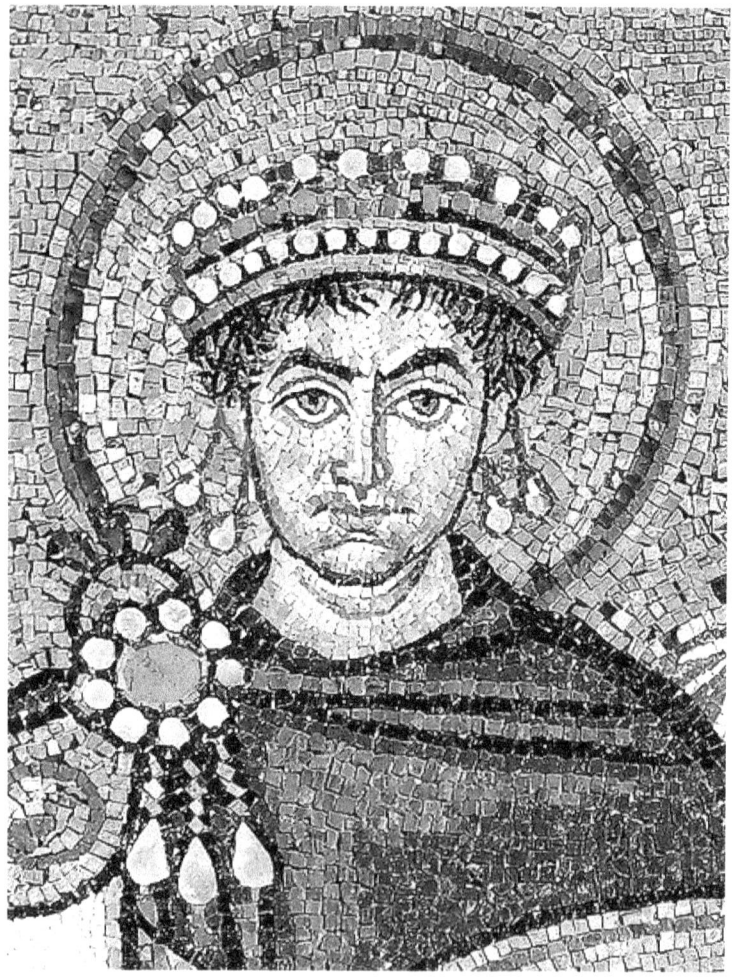

Mosaico dell'Imperatore Giustiniano. –Wikimedia Commons

La "peste di Giustiniano" fu una pandemia di peste che ebbe luogo nei territori dell'Impero bizantino, con particolare forza a Costantinopoli, tra il 541 e il 542, sotto il regno dell'imperatore Giustiniano I (527-565), dal quale prese il nome. Nel 541 colpì i territori orientali dell'Impero romano d'Oriente per poi diffondersi in tutto il bacino del Mediterraneo. È ricordata come una delle epidemie più gravi e devastanti della storia. La causa è il batterio coccobacillo gram-negativo "Yersinia pestis", a forma di bastoncino, senza spore, appartenente alla famiglia delle Enterobacteriaceae, immobile e psicrofilo, ed è in grado di infettare l'uomo attraverso la pulce del ratto orientale. È responsabile della malattia della peste e della stessa epidemia di peste bubbonica che colpì l'Europa nel XIV secolo (la peste nera), con simili effetti sociali e culturali. Uno studio del 2014 ha dimostrato che si trattava, in effetti, dello stesso agente patogeno ma appartenente a un ceppo diverso e ora estinto. La "peste di Giustiniano" potrebbe aver avuto origine dall'Etiopia o dall'Egitto ed essersi diffusa verso nord fino a Roma, considerati anche i notevoli flussi di generi alimentari, soprattutto grano, che provenivano dal nord-Africa. Se effettivamente si fosse trattato di peste bubbonica, il contagio sarebbe dovuto ai parassiti che, diffusi dai ratti, attaccarono anche gli uomini. Procopio di Cesarea riportò come, al culmine, l'epidemia uccideva fino a 12 mila persone al giorno nella sola Costantinopoli, una stima forse gonfiata dallo stato generale di allarme (storici moderni parlano comunque di circa 5 mila al giorno, arrivando ad uccidere il 40% della popolazione cittadina, mentre guardando al Mediterraneo orientale la riduzione di popolazione dovette essere attorno al 25%). Non si trovavano luoghi dove seppellire i morti e i cadaveri dovevano spesso essere lasciati all'aperto. Giustiniano promulgò nuove leggi per snellire le procedure legate alle pratiche ereditarie, che raggiunsero un picco causato dalle innumerevoli morti. La vita pubblica si bloccò quasi ovunque; i commerci si fermarono; la gente non usciva di casa per paura del contagio, le campagne non poterono essere lavorate e i raccolti andarono perduti. Per molti, dopo la malattia ci fu la fame. La peste influenzò anche la Guerra Gotica (535-553), il peggiore conflitto che abbia mai funestato la penisola italiana, perché diede agli Ostrogoti la possibilità di rafforzarsi durante la crisi degli avversari. I medici non avevano alcuna idea di come la malattia si diffondesse e tanto meno di come curarla, per cui si riducevano a bagni caldi, per cercare di far uscire dal corpo dei malati gli "umori" considerati "cattivi". La stessa città di Roma, nel 546, rimase quasi senza abitanti per alcuni mesi: la circostanza è attribuita da Procopio di Cesarea alla volontà dell'occupante goto Totila che avrebbe deportato in Campania i pochi abitanti rimasti, e l'epidemia può aver avuto un ruolo importante, anche se secondo il dato che ci fornisce, sarebbero rimaste solo 500 persone nella città eterna già devastata dal conflitto, ed è assai inverosimile visto la percezione di drammaticità che ebbe l'autore di quegli avvenimenti. Sebbene la guerra venisse poi vinta dai bizantini, si pensa che la peste sia stata una delle cause che impedirono una vera presa di possesso dei nuovi territori, che dovettero quasi essere lasciati a sé stessi per la contrazione demografica subita a seguito dell'epidemia da parte di entrambi i contendenti, aprendo così la strada all' invasione longobarda dell'Italia. Tuttavia, il periodo di maggior veemenza della pestilenza nella penisola lo si raggiunse tra gli anni sessanta e settanta del secolo.

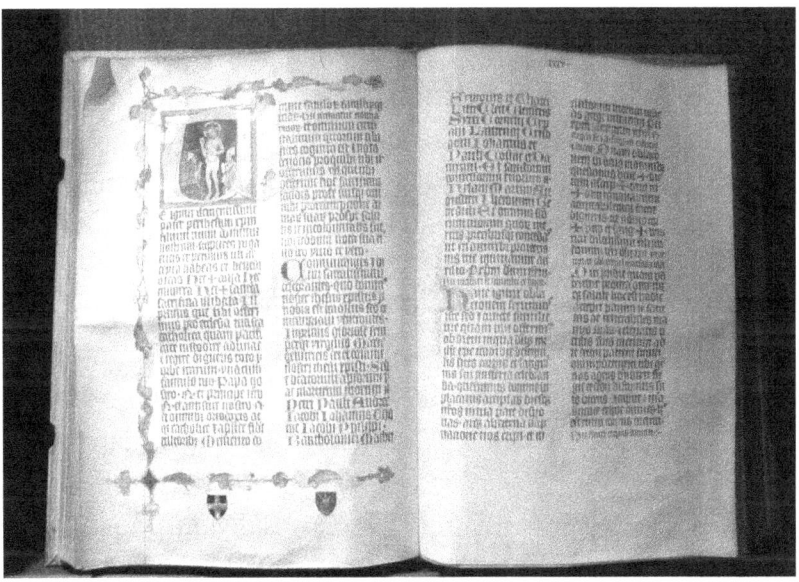

Pagine del Liber Pontificalis -Wikimedia Commons

Il "Liber Pontificalis" ricorda come sotto papa Benedetto I° un'ondata epidemica seguita a grave carestia indusse molte città assediate dai longobardi ad aprire loro le porte tanto era il patimento. Paolo Diacono descrive le devastazioni che produsse anche nel tessuto sociale, come in questa descrizione della peste che nel 565 decimò la Liguria: "tutti erano scappati e tutto era avvolto nel silenzio più profondo.

Due figli se ne erano andati lasciando insepolti i cadaveri dei loro genitori; i genitori dimenticavano i loro doveri abbandonando i loro bambini". Il segnale più evidente della malattia era un rigonfiamento, detto bubbone, all'inguine, sotto le ascelle oppure sulle cosce o dietro le orecchie. Alcuni provarono a inciderlo, senza ottenere alcun risultato. I malati che sopravvivevano diventavano, nella maggior parte dei casi, immuni alla malattia e solitamente non ne venivano più contagiati. Fu certo una delle cause principali del crollo della civiltà urbana, già fortemente indebolita dalle vicende belliche ed economiche, nei territori appartenuti all'impero romano o all'epoca ancora controllati da Costantinopoli, segnando il definitivo passaggio dall'antichità al medioevo. La peste si ripresentò a ondate fino al 750 circa, anche se non raggiunse più la virulenza iniziale. Le stime più accreditate parlano di 25 milioni di decessi. Ma vi sono stime di storici che raggiungono la cifra di cento milioni. La Peste di Giustiniano è ricordata come una delle epidemie più gravi e devastanti della storia che mise in ginocchio un intero Impero. Costantinopoli, che superava i 500 mila abitanti, la peste trovò un ambiente ideale: anche se l'igiene dei cittadini era migliore rispetto a quella di coloro che affrontarono il morbo nel 1348, la densità abitativa giocò un ruolo fondamentale. Le infezioni, batteriche o virali che siano, si diffondono più rapidamente, infatti, laddove la densità della popolazione è alta e gli abitanti vivono a stretto contatto l'uno con gli altri. La popolazione di Costantinopoli si dimezzò per oltre il 10% nell'arco di poco tempo. Per circa quattro mesi, la peste fu praticamente incontrollabile: i cadaveri venivano trascinati fuori dalle mura della città e sepolti in fosse comuni e le difficoltà legate alla gestione dei cadaveri stessi erano numerose considerando che nel periodo di maggiore diffusione, il numero di morti sembrava superare quello dei vivi in età da lavoro. Oggi il profilo dell'infezione killer è stato svelato grazie al DNA estratto da una delle sue vittime, deceduta nel 570 d.C. Lo scheletro di un uomo, ritrovato ad Altenerding, nel sud della Germania, ha permesso ai ricercatori di estrarre il genoma da uno dei suoi denti, che confermò la causa del decesso, ovvero il batterio "Yersinia pestis". Il materiale estratto ha permesso di sequenziare con precisione il genoma di questo ceppo di peste, identificando i geni chiave responsabili della sua virulenza. A partire dal 541, la Peste Bubbonica si presentò ogni 12-15 anni in varie regioni del Mediterraneo. Nel suo volume, Lester Kittle (utilizzando tutte le cronache dell'epoca) ricostruisce tutte le ondate del morbo fino al 750. Per ritrovare la Peste Bubbonica in Europa dopo questa data, bisognerà aspettare le Morte Nera del 1347.

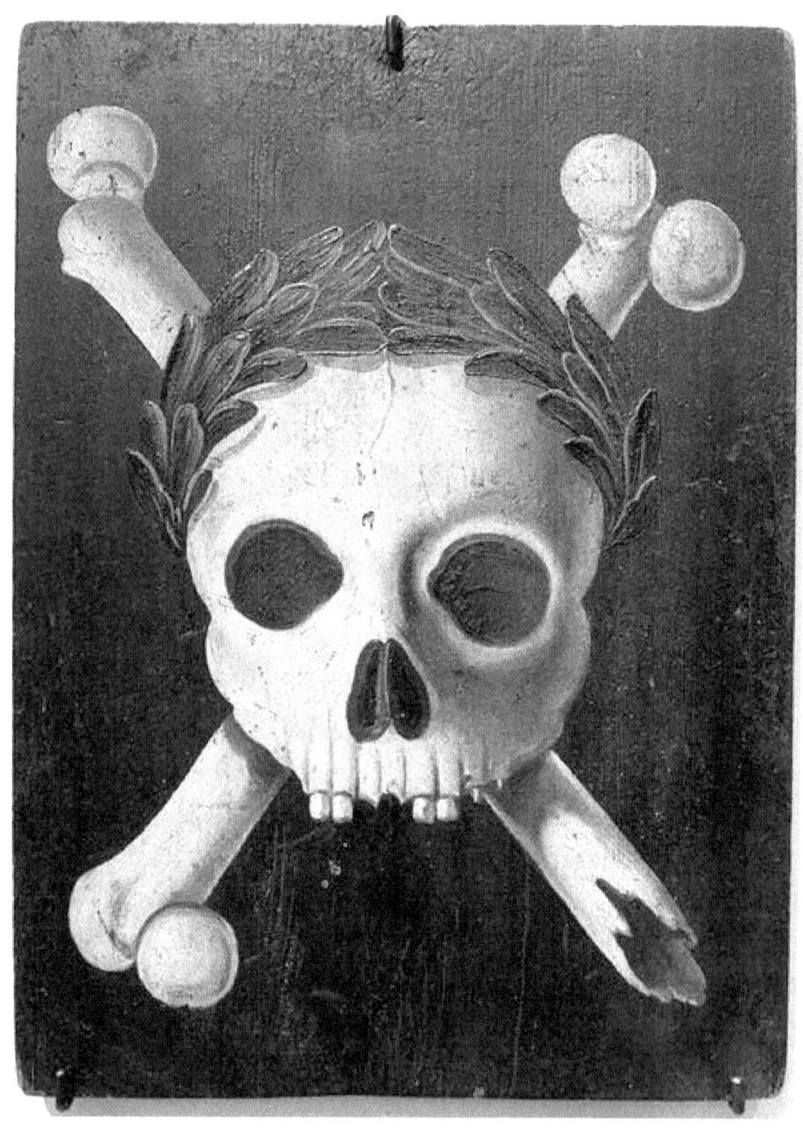

La peste tormenterà l'umanità per secoli.

Pannello della peste dei primi anni del 17 ° secolo Augsburg con un teschio e ossa incrociate con corona di foglie –Wikimedia Commons

LA PESTE NERA

1347

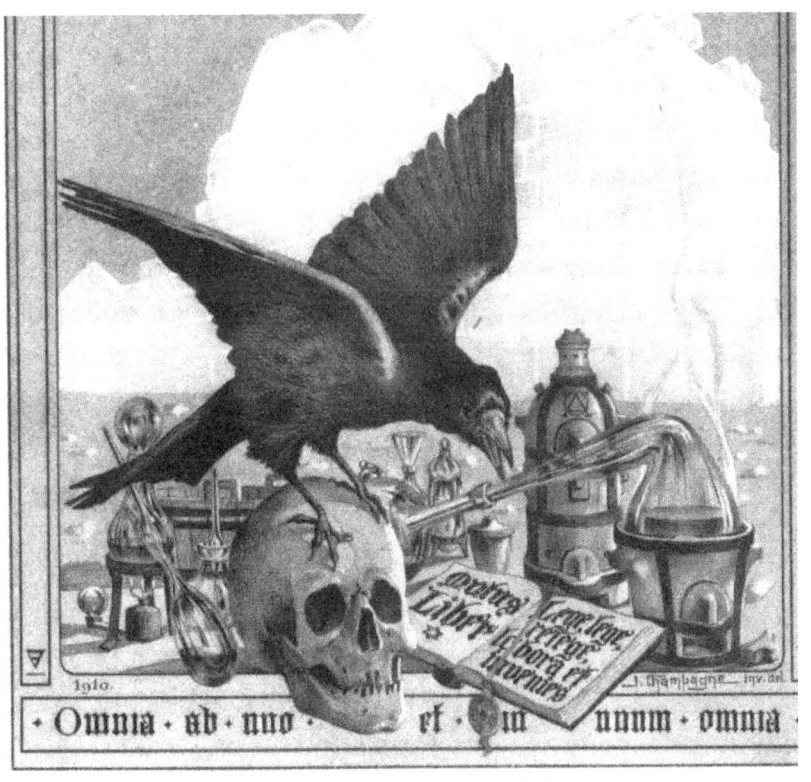

Dettaglio dal frontespizio di Mystère des cathédrales,

illustrazione di Julien Champagne (1926)

La "Peste nera" rappresentò una delle più grandi catastrofi della storia europea. Fu una pandemia di peste, generatasi in Asia centrale settentrionale durante gli anni '30 del XIV secolo e diffusasi in Europa a partire dal 1346. Si diffuse in fasi successive dall'altopiano della Mongolia prima attraverso la Cina e la Siria e poi alla Turchia asiatica ed europea per poi raggiungere la Grecia, l'Egitto e la penisola balcanica. Nel 1347 arrivò in Sicilia e da lì a Genova; nel 1348 aveva infettato la Svizzera eccettuato il Cantone dei Grigioni e tutta la penisola italica risparmiando parzialmente il territorio del Ducato di Milano. Dalla Svizzera si allargò quindi alla Francia e alla Spagna; nel 1349 raggiunse l'Inghilterra, la Scozia e l'Irlanda; nel 1353, dopo aver infettato tutta l'Europa, i focolai della malattia si ridussero fino a scomparire. Secondo studi moderni la peste nera uccise almeno un terzo della popolazione del continente, provocando circa 20 milioni di vittime. Negli anni precedenti alla pandemia, in Europa ci fu una crescita della popolazione, raddoppiando e triplicando, ad esempio, in luoghi come l'Italia e la Germania. Il clima mite e l'economia in espansione furono condizioni che favorirono la crescita, che all'inizio del Trecento poteva contare su città molto popolate, come Milano, in Italia che arrivò a circa 150 mila abitanti. Nonostante ciò, l'inizio del Trecento fu anche il periodo in cui cambiarono le cose, dall'abbassamento delle temperature ai problemi di produzione che era inferiore alla domanda. E' così che presto si andò incontro alle carestie, che decimarono di circa il 10% la popolazione tra il 1315 e il 1317, per poi colpire ancora nel 1338 e nel 1343; la mortalità aumentò e iniziarono a farsi vive alcune epidemie, prevalentemente di infezioni intestinali, e come se non bastasse nel 1337 scoppiò la nota "guerra dei cent'anni" tra Francia e Inghilterra, che in 116 anni di conflitti seminò paura, fame e un peggioramento delle condizioni igieniche. È questo il quadro nel quale, nell'ottobre 1347, la peste, comparsa nei porti del mar Mediterraneo, trovò le condizioni ideali per scatenare una pandemia. L'area di origine della pandemia sembra esser stata quella regione dell'Asia centrale settentrionale tra l'area dell'Altaj e Tuva o la vicina Cina dove ricerche moderne hanno stimato che morirono circa il 65% degli abitanti durante le epidemie che la flagellarono tra il 1331 e il 1353. Tra il 1338 e il 1339 la pestilenza raggiunse le comunità nestoriane presso il lago Issyk-Kul, nell'odierno Kirghizistan. Le prime testimonianze scritte circa l'epidemia sono state rinvenute proprio presso questo lago, che costituiva una tappa obbligata sul cammino della Via della Seta. Nel 1345 si segnalarono i primi casi a Saraj sul Volga meridionale e in Crimea. Nel 1346 la peste fece le prime vittime ad Astrachan' e l'anno successivo il morbo raggiunse i confini dell'Europa di allora. L'Orda d'Oro, guidata da Ganī Bek, assediava Caffa, nella penisola di Crimea, capoluogo della ricca colonia genovese della Gazaria e scalo sulla Via dell'Oriente. La peste raggiunse la città al seguito dell'Orda d'Oro: le cronache dell'epoca riportano (come ha scritto lo storico francese Michel Balard sulla scorta di una cronaca anonima, attribuita al frate francescano Michele da Piazza) che gli assedianti gettavano con le catapulte i cadaveri degli appestati entro le mura della città e nonostante gli abitanti di Caffa avrebbero immediatamente gettato in mare i corpi, la peste riuscì comunque a entrare. Anche il via vai dei ratti che passavano tra le schiere dei mongoli all'interno di Caffa, potrebbero aver contribuito a una veloce contaminazione. Da Caffa, la "Peste nera" fu introdotta nel Mediterraneo attraverso le navi che partirono dalla Crimea nel 1347, facendo tappa a Costantinopoli, per poi procedere con i conseguenti approdi e contagi a Pera, Cipro, Alessandria d'Egitto e nel 1347 a Messina. Dopo essere sbarcata a Messina, si registrarono altri casi nei principali porti mediterranei, come Genova e Marsiglia. Agli inizi del gennaio 1348 giunse a Pisa, per poi diffondersi a Spalato e i vicini porti di Sebenico e Ragusa, da dove passò a Venezia il 25 gennaio 1348 per poi diffondersi, in un solo anno, in tutto il Mediterraneo. L'Italia venne contagiata da tre direzioni: dalla Sicilia venne contagiata tutta l'Italia Meridionale e il Lazio, da Genova venne contagiata tutta la Lombardia (con la notevole eccezione del Milanese), il Piemonte e la Svizzera, da Venezia venne contagiato il Veneto, l'Emilia-Romagna, la Toscana, l'Istria e la Dalmazia. In Francia, dopo aver colpito Marsiglia, risalì la valle del Rodano verso nord e dopo poco tempo raggiunse la Linguadoca e Montpellier; nell'agosto 1348 vennero coinvolte anche Carcassonne, Bordeaux, Aix-en-Provence. Ad Avignone, all'epoca sede papale, nei primi tre giorni del contagio morirono 1800 persone. In marzo la peste aveva raggiunto Tolosa e in maggio Parigi per poi dirigersi verso la Normandia e i Paesi

Bassi. Arrivata al canale della Manica non ci volle molto perché la pestilenza lo attraversasse giungendo in Inghilterra, probabilmente nel Weymouth, per poi muoversi rapidamente verso Londra, Bristol, Plymouth e Southampton. Una volta raggiunta l'Europa, la malattia perdurava per circa nove mesi nelle città, uccidendo il 30% della popolazione, ma il tasso di letalità fu di circa il 60%. Nel 1349 la peste incominciò a mietere vittime in Cornovaglia e in Norvegia.

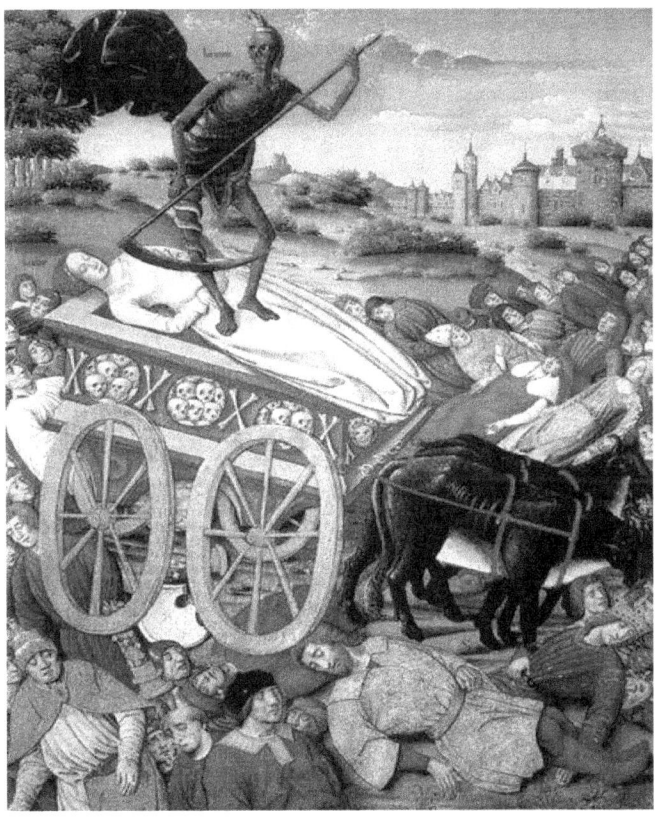

Trionfo della morte –Pubblico dominio

L'anno seguente fu la volta della Svezia, della Scozia, dell'Islanda, della Groenlandia, delle isole Fær Øer e Shetland. Nel dicembre dello stesso anno era giunta in Svizzera e in Germania: partendo da Venezia e passando per il Brennero, aveva raggiunto l'Austria comparendo prima in Carinzia, quindi in Stiria e infine a Vienna. Nel 1351 giunse nel Brandeburgo e nello stesso anno si diffuse a nord est verso la Polonia, i Paesi Baltici, la Finlandia e in Russia, dove uccise nel 1353 Teognoste il Greco, patriarca della chiesa ortodossa russa, e Simeone di Russia, principe di Mosca. La sua espansione terminò una volta che giunse nelle vaste e disabitate pianure della Siberia. Le navi sulle quali si sospettava la presenza della "Peste nera", venivano messe in quarantena nei porti per quaranta giorni, anche se i ratti continuavano a salire e scendere dalle imbarcazioni attraccate. Un terzo della popolazione europea perse la vita, circa 25 milioni di persone. Si è stimato che, tra dicembre 1347 e maggio 1349, la città di Venezia perse circa il 60% della popolazione, vale a dire tra le 72 mila e le 90 mila vittime su una popolazione che poteva oscillare tra i 120 mila e i 150 mila abitanti, nonostante avesse adottato precocemente la quarantena. In Toscana, a San Gimignano morirono il 70% degli abitanti, mentre a Prato scomparvero il 38% dei nuclei famigliari. Tuttavia, la "Peste nera" non colpì tutta l'Europa con la stessa intensità, poichè alcune zone rimasero quasi immuni in Polonia e in Belgio, come a Praga o Milano che contò "soltanto" 15 mila morti su una popolazione di circa 100 mila persone, mentre a Firenze uccise quattro quinti degli abitanti. Milano limitò drasticamente l'ingresso di merci e persone in città, e segregarono in casa le famiglie in cui si sospettava che tra i membri vi fosse un infetto. Furono necessari alcuni secoli perché la popolazione europea ritornasse alla densità precedente la pandemia. Come conseguenza della pandemia del 1347-1353, le autorità incominciarono a sviluppare ordinanze e regolamenti atti a tentare di prevenire o curare la peste che, ciononostante, continuò a ripresentarsi a cadenza quasi periodica. Ogni qualvolta ci fosse un'avvisaglia di una nuova epidemia, si prese l'abitudine di limitare i movimenti di merci e persone istituendo quarantene, certificati sanitari e migliorando le condizioni igieniche delle città. Basandosi sulla teoria dei "miasmi", venivano bloccate le attività che producevano cattivi odori e allontanate alcune categorie di persone considerate "moralmente inquinanti", come prostitute, vagabondi e altri "peccatori". Per la quantità di persone contagiate e per la velocità con cui si diffondeva, gli studiosi ricorsero a Ippocrate per definirne la causa: «Allorché molti uomini son cólti da una sola malattia nello stesso tempo, occorre imputarne la causa a ciò che v'è di più comune e di cui tutti in primo luogo ci serviamo: e questo è ciò che respiriamo» (Ippocrate, Natura dell'uomo).

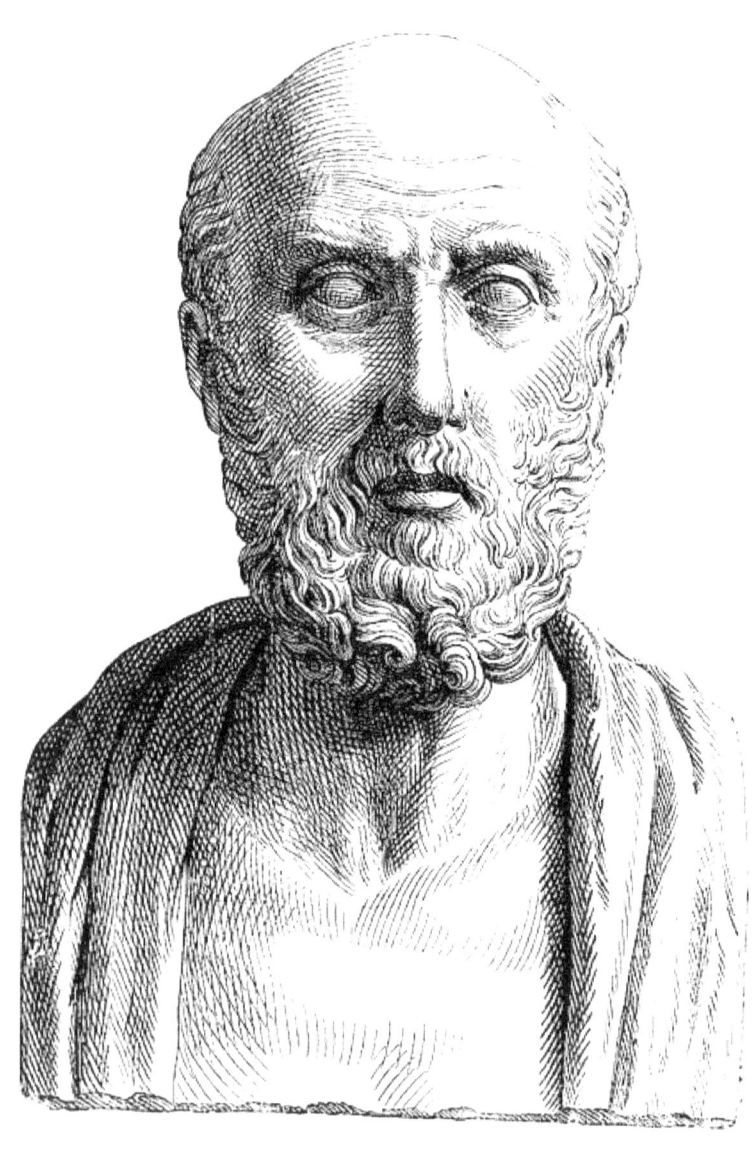

Busto di Ippocrate – Pubblico dominio

Dunque, i medici decisero che l'origine del male era l'aria umida e fredda che ci fu nella primavera del 1348. L'idea era che questa fosse dovuta alla congiunzione di Giove, Saturno e Marte, avvenuta tre anni prima. Questa tesi fu sostenuta dalla facoltà di medicina dell'Università di Parigi, incaricata da Filippo VI di redigere una relazione sulle cause dell'epidemia, fece propria questa tesi e così questa spiegazione assunse grande autorevolezza e venne tradotta in numerose lingue europee. Altri medici ancora ne hanno attribuito la responsabilità a fenomeni terrestri, come un terremoto, un'eruzione vulcanica, un maremoto, asserendo che lo sconvolgimento dei quattro elementi (terra, acqua, aria, fuoco) potesse comportare eventi nocivi. Molti medici di fronte alla peste fuggivano, dopo aver invitato il malato a confessarsi. I più coraggiosi ricorrevano a rimedi con erbe aromatiche. Papa Clemente VI, per tutta la durata dell'epidemia, rimase rinchiuso presso gli appartamenti del palazzo di Avignone; in una stanza, in particolare, erano perennemente accesi due grandi falò, dove il pontefice vi soggiornava per buona parte del tempo. È probabile che in questo modo riuscì a sfuggire al contagio, in quanto il calore allontana le pulci. Per il resto, il pontefice fece costruire e consacrare sempre più cimiteri, e visto che non bastavano, arrivò a consacrare persino il fiume Rodano, dove vennero gettati i morti appestati.

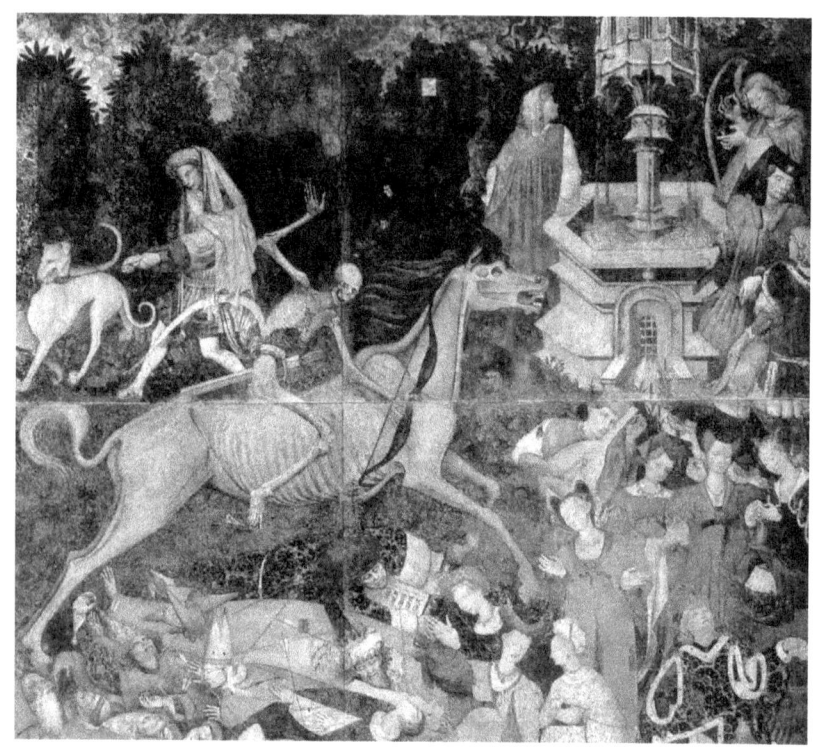

Trionfo della morte, già a palazzo sclafani, galleria regionale di Palazzo Abbatellis, Palermo (1446) –Pubblico dominio

In conclusione, si può affermare che la "Peste nera" cambiò l'Europa del tardo Medioevo almeno quanto le guerre mondiali modificarono il mondo moderno. Mai prima di allora, poveri, contadini, viandanti, commercianti, dotti, papi, artigiani, imperatori, re, nobili, clero e autorità cittadine si sentirono sfidati e minacciati allo stesso identico modo.

IL TIFO
DAL 1489

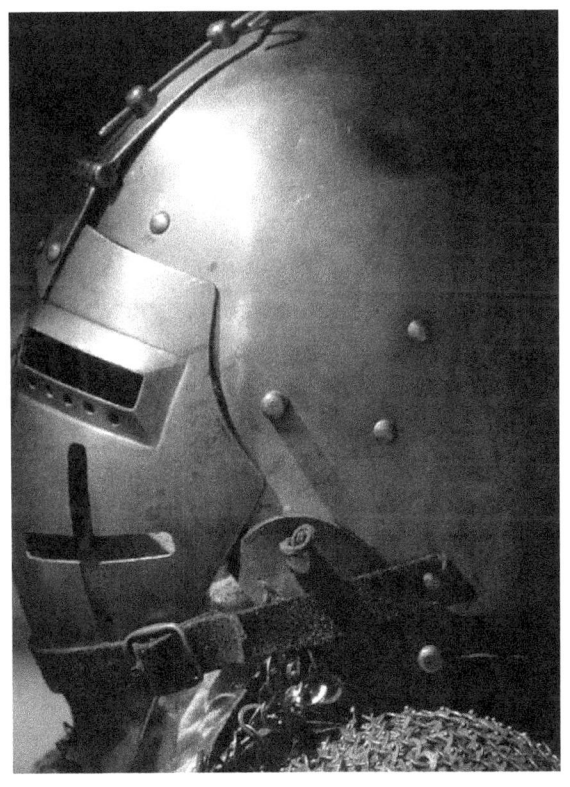

-Pixabay

Conosciuta come "febbre da accampamento" o "febbre navale", proprio per la tendenza a svilupparsi e diffondersi rapidamente durante la guerra e in ambienti angusti come navi e prigioni, fu un'epidemia frequente nella storia e fu uno dei flagelli più pesanti del mondo antico, nonostante non sia mai stato grave quanto la Peste. Emerse per la prima volta nel 1489 a Granada, in Spagna, dove i Crociati persero oltre 3 mila uomini in battaglia e 20 mila per la malattia. Il tifo tornò a colpire i francesi nel 1528 in Italia, sterminando 18 mila uomini, nel 1542 nei Balcani morirono per lo stesso morbo 30 mila persone. Anche Napoleone dovette fare i conti con il tifo che decimò la sua armata in Russia nel 1811. Inoltre, questa malattia fu anche la causa di morte per moltissimi reclusi dei campi di concentramento nazisti durante la Seconda guerra mondiale. Oggi conosciamo tre varietà di tifo, il primo è il tifo addominale (febbre tifoide) provocato dal batterio "Salmonella typhi" ed è una malattia batterica sistemica con un'incubazione media di qualche settimana, che genera febbre alta, cefalea, inappetenza, rallentamento del battito cardiaco, esantema papuloso localizzato al tronco, tosse secca e disturbi gastrointestinali (stipsi o diarrea). Viene trasmessa per via oro-fecale (i batteri vengono eliminati con le feci dall'uomo malato, contaminano l'ambiente, l'acqua, gli alimenti, e contagiano nuovi individui quando introdotti con gli alimenti o l'acqua). Può quindi essere contratta in seguito all'ingestione di acqua o alimenti (mitili, frutta, verdura, latte non pastorizzato) contaminati da materiali fecali contenenti Salmonelle che possono persistere per mesi nei liquami e nel fango e resistono a lungo anche nell'acqua e nel ghiaccio. Nel Medioevo, le condizioni igieniche delle strade non erano gestite ovunque nello stesso modo, in molti luoghi si gettava tutto fuori dalla porta e si svuotavano i vasi da notte dalle finestre, così che ci si muoveva tra pozze di liquame e rivoli di acqua sporca dove navigavano liberamente gli escrementi. L'uomo, malato o portatore, è l'unica sorgente di infezione ma insetti come le mosche erano sicuramente portatrici. Il secondo è il tifo esantematico ed è conosciuto anche con i nomi di tifo epidemico, tifo petecchiale, dermotifo, tifo dei pidocchi e tifo europeo. Anch'esso è presente in luoghi con gravi deficienze sanitarie ed è responsabile di epidemie laddove alle scarse condizioni igieniche si sommano guerre, disastri naturali o carestie. La malattia, caratterizzata da febbre alta ed esantema maculo-papuloso petecchiale il cui agente patogeno è la Rickettsia prowazeki, è trasmessa all'uomo dal pidocchio (Pediculus humanus) e si attacca da uomo a uomo. Le epidemie di tifo petecchiale scoppiarono principalmente d'inverno, quando la gente si lavava meno ed era favorito dal sovraffollamento negli ambienti chiusi e dalla mancanza di igiene. I pidocchi infettarono molte persone che a loro volta infettavano altri pidocchi che portavano la malattia ad altre persone e proliferavano nelle vesti sporche. Gli eserciti del XIV secolo portavano la malattia attraverso i loro spostamenti; la "febbre da accampamento" provocava dissenteria e si diffondeva velocemente tra i commilitoni. Talvolta la mortalità si avvicinava al 100% nel caso di epidemie. Il pidocchio, dopo aver assunto il sangue di un individuo infetto, depositava le feci sulla pelle o sulle mucose di un individuo sano attivando il contagio che si sviluppava attraverso le lesioni da grattamento o, più raramente, attraverso le mucose. La malattia dopo un periodo di incubazione di circa due settimane si manifestava con febbre, brividi, cefalea, perdita di appetito, congestione congiuntivale, dolori muscolari e ossei, malessere, dolori lombari, rachialgia, vertigini, vomito, grave prostrazione, vertigini ed eruzione di tipo petecchiale. Nei casi più gravi il rapido aumento della febbre portava al coma in breve tempo. Sei giorni dopo l'inizio appariva su gran parte del corpo una reazione cutanea che dopo qualche giorno evolveva in petecchie (esantema a piccole macchie) dal tronco agli arti. Nei casi benigni la febbre cessava dopo un paio di settimane e l'esantema scompariva. Il terzo e ultimo tipo è il tifo murino, detto anche tifo endemico da pulci. Con un decorso relativamente benigno, causato dal germe Rickettsia typhi (mooseri) veicolato dalla pulce del ratto (Xenopsylla cheopis), si sviluppava nell'uomo dopo la puntura della pulce. Dopo poche settimane di incubazione, si manifestava con brividi, cefalea e febbre molto alta che durava circa dodici giorni. I sintomi comprendevano anche dolori muscolari e alle articolazioni, eruzioni cutanee (anche dopo una settimana: macule rosse, come papule ad inizio dal tronco e diffuse a tutto il corpo per la durata di anche solo poche ore), nausea, vomito, tosse, alterazione del sensorio e dolori addominali. Tra i portatori di tale tipologia di tifo, da cui attingevano le pulci, c'erano anche i topi di campagna, gatti, opossum, procioni, puzzole oltre che ai temibili ratti. Il tifo esiste tutt'oggi, è una malattia ubiquitaria, diffusa nei paesi a basse condizioni igienico sanitarie. Sono disponibili due tipi di vaccino per la febbre tifoide, più un terzo ancora in via sperimentale. Tornando a Napoleone e alla disfatta in Russia, possiamo dunque affermare che sia il tifo esantematico che la "febbre da trincea" furono cause delle perdite tra i 500 mila soldati delle truppe francesi che riuscirono a tonare a casa solo in 3 mila.

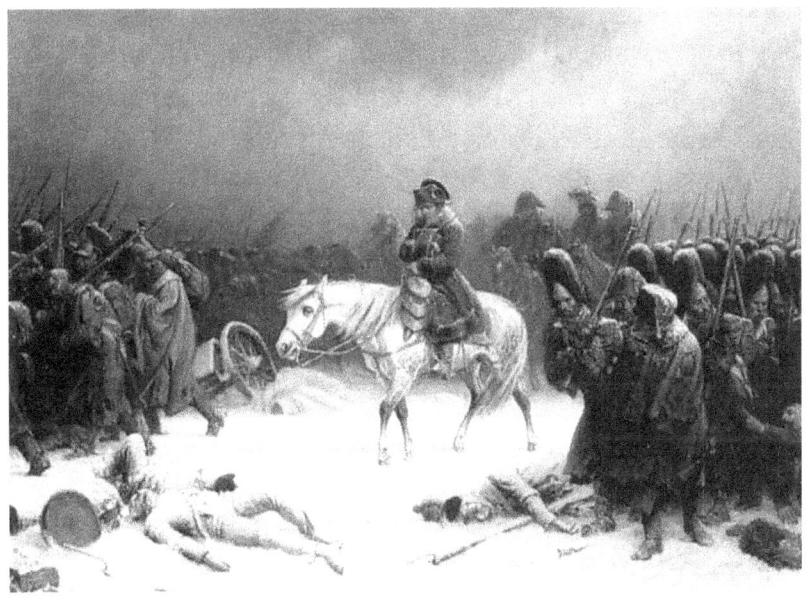

Napoleone durante la ritirata dalla Russia, dopo la disfatta della Grande Armata (1813) – Pubblico dominio

A sconfiggere l'esercito di Napoleone Bonaparte in Russia furono proprio i pidocchi e a sostenerlo è uno studio del Jounal of Infectious Deseases, pubblicato on line, il quale afferma di aver identificato la causa delle morie di tifo e di "febbre da trincea" che decimarono le truppe francesi in Russia. I soldati, stremati da freddo e malattie, quell'inverno furono solo in 25 mila ad arrivare a Vilnius, in Lituania, e ancor meno, soltanto 3 mila, a resistere fino alla disfatta. I cadaveri dei soldati vennero seppelliti in fosse comuni e proprio in una di queste fosse, nel 2002, dei lavori di costruzioni in un cantiere portarono per coincidenza alla luce circa un migliaio di corpi di soldati al seguito di Napoleone. Grazie al rinvenimento fortuito dei cadaveri, il gruppo di ricerca di Didier Raoult, dell'Università de la Mediterranee di Marsiglia, ha studiato i resti umani delle vittime di guerra, analizzando vestiti, ossa e soprattutto la polpa dentale estratta da 72 denti di 35 diversi soldati. Proprio dalla polpa dentale, gli scienziati hanno estratto il Dna di due batteri, la Bartonella quintana e la Rickettsia prowazakii, all'origine di tifo esantematico e "febbre da trincea". Una volta identificati i batteri patogeni col Dna, gli scienziati hanno indicato la specie vettore del batterio: un pidocchio che, dalle analisi effettuate, sembra aver colpito almeno il 29% dei soldati seppelliti. Quando nell'aprile del 2002 gli scheletri dei soldati vennero alla luce a Vilnius, i ricercatori francesi affermarono che si trattava di corpi sepolti congelati in posizione rannicchiata e ammassati sul fondo di una trincea scavata dalla Grande Armata francese, tanto da far ritenere che fosse stato il freddo, il "Generale Inverno", a decimare le truppe. In un primo tempo si pensò che si trattasse di vittime delle purghe staliniane, ma i bottoni e qualche lembo di giacca fugarono ogni dubbio sul fatto che i cadaveri appartenessero alle truppe napoleoniche. Secondo gli storici, nel 1812 furono bruciati a Vilnius almeno 40 mila cadaveri di soldati, molti dei quali, come si è ora accertato, morti a causa di infestazioni di pidocchi. Tra gli esperti di epidemie di tifo e malaria, ma anche di armi chimiche e biologiche, nel periodo della seconda guerra mondiale, c'era il Dottor Schreiber, in giro per il mondo con l'obiettivo di studiare e approfondire le ricerche sulle malattie infettive. Allo scoppio della guerra si trovò al vertice della catena di comando medica della Wehrmacht, che conservava grande attenzione riguardo al rischio di malattie che potessero colpire l'armata tedesca. Durante il suo incarico, fu anche a capo della protezione contro la guerra batteriologica e con i gas nocivi, per cui, si ritrovò anche a dirigere il programma di produzione di vaccini del Reich. Tutto questo lo portò, infine, ad essere processato attraverso il "processo ai dottori nazisti" nel 1946, a confessare fatti gravi legati ad armi batteriologiche in fase di studio ed esperimenti, e ad avere gravi problemi con la giustizia che giudicò i crimini di guerra tedeschi.

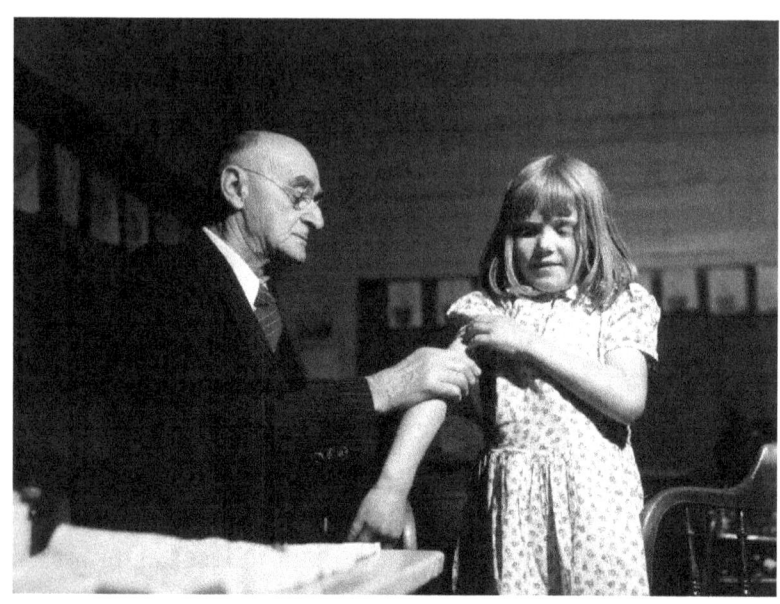

Il Dottor Schreiber di Sant'Agostino mentre effettua una vaccinazione in una scuola di campagna, a San Augustine County, Texas, 1943 –Pubblico dominio

IL COLERA DAL 1817

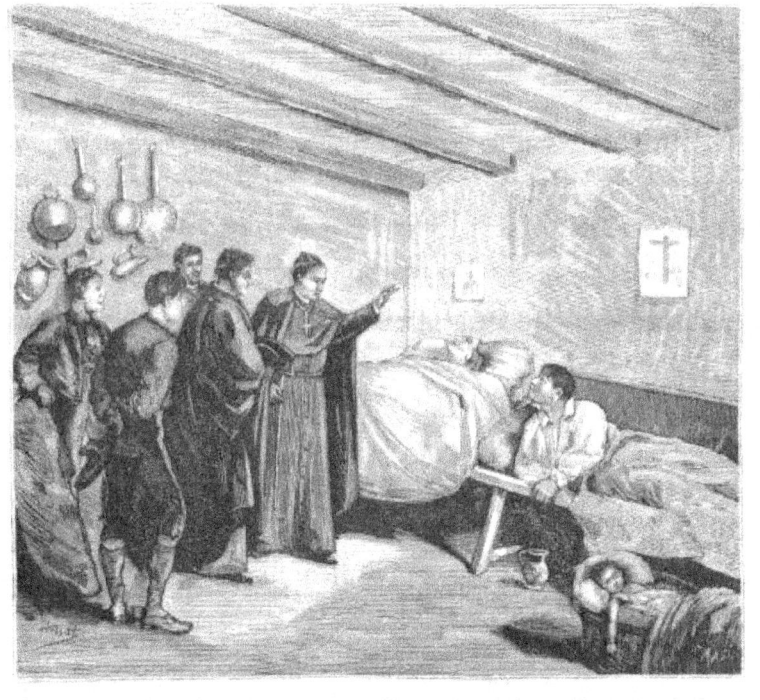

Padre Cámara visita Macotera durante l'epidemia di colera del 1885 –Pubblico dominio

Il colera è un'infezione diarroica acuta causata dal batterio *Vibrio cholerae*. La sua tramissione avviene per contatto orale, diretto o indiretto, con feci o alimenti contaminati. La diarrea può essere così grave che può portare in poche ore ad una grave disidratazione che può causare cianosi, un colore bluastro della pelle. I sintomi iniziano da due ore a cinque giorni dopo l'esposizione. Nel XIX secolo il colera si è diffuso più volte dalla sua area originaria attorno al delta del Gange verso il resto del mondo, dando origine a sei pandemie che hanno ucciso milioni di persone in tutto il mondo. La malattia può essere contratta in seguito all'ingestione di acqua o alimenti contaminati da materiale fecale di persone malate o portatori sani. Le principali cause delle epidemie di colera sono sicuramente le scarse condizioni igienico-sanitarie di alcuni Paesi e la cattiva gestione degli impianti fognari e dell'acqua potabile. Tuttavia, il batterio può vivere anche in ambienti naturali, come i fiumi salmastri e le zone costiere: per questo il rischio di contrarre l'infezione per l'ingestione di molluschi e frutti di mare è elevato. Nonostante sia molto difficile contagiare altri individui attraverso il semplice contatto, il colera ha trovato terreno fertile nel corso della storia dell'uomo, a partire dall'800, quando iniziò a diffondersi in tutto il mondo. Lo sviluppo industriale in Europa causò anche l'aumento demografico e l'accrescimento delle città portò a condizioni igieniche precarie favorendo lo sviluppo dell'epidemia. Il colera dilagò in diverse città europee generando sette pandemie nel corso del XIX secolo, di cui sei di queste giunsero anche in Italia: 1835-1837, 1849, 1854-1855, 1865-1867, 1884-1886 e 1893. Il "morbo asiatico", alla prima comparsa in Europa, era sconosciuto. La malattia si manifestava con forte diarrea accompagnata da dolori addominali, le scariche si presentavano poltacee e miste a bile, per poi diventare liquide e incolori, accompagnate da vomito e cessava l'emissione di urina. La disidratazione era la causa del tormento della sete. La morte era preceduta da una sensazione intensa di freddo, e arrivava in poche ore. Nel 1817 il colera iniziò a propagarsi dal Bengala, dove scorre il Gange, verso l'Europa, la penisola scandinava, l'Africa e le due Americhe. A seguito della rivoluzione commerciale e industriale non solo le persone e le merci riuscirono a diminuire la durata dei viaggi ma anche i microorganismi viaggiavano a velocità superiore rispetto a qualsiasi epoca del passato. Tra le cause del contagio, vi è di certo anche l'espansione coloniale in India della Gran Bretagna, dal 1813, che privatizzarono le terre, sconvolgendo le forme produttive tradizionali fino al tracollo dell'economia di villaggio che stava soffrendo anche gli effetti della carestia del 1816-17, che aveva interessato anche l'Europa. Tutti questi cambiamenti contribuirono al peggioramento delle condizioni igieniche e alla diminuzione delle difese immunitarie delle popolazioni locali che da quel momento furono infettate. Nel maggio del 1817 il colera iniziò a serpeggiare in un vasto territorio a nord-est di Calcutta attaccando, a novembre, le truppe dell'esercito inglese provocando migliaia di morti. I sopravvissuti infetti furono vettori del morbo portandolo dal Bengala lungo le frontiere settentrionali. L'epidemia si estese in ogni direzione per tutto il 1818. A gennaio del 1819 giunse a Delhi, Lahore, in Birmania, in Thailandia e in Malaysia. Attraversò lo stretto passaggio tra l'Oceano Indiano e l'Oceano Pacifico colpendo le isole di Sumatra, Giava, Borneo, le Celebes, le Filippine, la Cocincina e la Cambogia. Intanto una nave proveniente da Calcutta aveva portato l'epidemia nell'isola di Mauritius e quindi sui litorali dell'Africa orientale. Nello stesso periodo arriva anche in Cina. Nel luglio del 1821 passò nel Mare Arabico con una spedizione inglese inviata per soffocare la tratta degli schiavi, precisamente a Masqat, importante snodo del traffico marittimo sulle coste d'Arabia, dove l'elevato numero di morti rese impossibile il seppellimento nei cimiteri e migliaia di cadaveri furono affondati in alto mare. Nel mese di agosto dello stesso anno approdò in altre città delle coste arabe e del Golfo Persico. Dai porti persiani, punti nevralgici degli scambi commerciali tra la Persia e le Indie inglesi, l'epidemia serpeggiò nella primavera del 1822 verso il Tigri e l'Eufrate fino a Baghdad. Nel 1823 arrivò in Siria, in Anatolia, a Tripoli e verso il Libano. L'infezione si bloccò sulle coste del Mar Caspio nel settembre del 1823 a causa delle rigidissime temperature facendo alimentare la speranza che il morbo asiatico, giunto dai caldi Paesi orientali, sarebbe stato incompatibile con le temperature occidentali. Tuttavia, in Europa, le città erano più vicine e più numerose, quindi favorivano i contagi. Nel 1829 il colera giunse a Orenburg, città della Russia situata al limite orientale della parte europea, dove rimase per circa due anni nonostante le temperature anguste che toccavano i 20 gradi sotto lo zero. A luglio del 1830 era a Cracovia, in Germania e a Vienna, capitale dell'Impero austro-ungarico nelle cui campagne si contarono 250 mila morti. Nell'ottobre dello stesso anno colpì Mosca. A metà di giugno del 1831 un nuovo focolaio epidemico fece la sua comparsa in altre città della Russia, il popolo timoroso di un avvelenamento dei pozzi o dei cibi distribuiti, si ribellò: furono distrutti numerosi ospedali e molti medici vennero uccisi. Nel 1832 una nave salpata dal Mar Baltico fece approdare il colera sulla costa orientale dell'Inghilterra da cui raggiunse Sunderland, Newcastle, Edimburgo, Dublino, Glasgow e Londra che era la più grande metropoli al mondo. Nel mese di marzo del 1832 fu la volta di Parigi, le paure e il terrore che avevano accompagnato le pestilenze e l'impotenza della medicina di fronte al colera esasperò gli animi e furono saccheggiate farmacie e ospedali, mentre i medici vennero aggrediti. Dopo fu dichiarata la presenza del morbo anche in Belgio, nei Paesi Bassi e in Prussia renana. Nel 1834 una nave con a bordo soldati inglesi infetti sbarcò nella foce del Douro, da qui estendendosi verso sud il colera arrivò a Oporto, a Coimbra e a Lisbona. Proseguì in tutta la Spagna, la Catalogna e la Provenza. Alla fine del 1834 si insinuò nelle Fiandre, nella Germania settentrionale, ad Amburgo, in Norvegia e in Svezia. Nel luglio del 1835 furono colpite Marsiglia, Nizza e Villafranca. Da Nizza nel 1837 il colera invase tutti gli stati italiani dal Regno Lombardo-Veneto al Regno delle due Sicilie, dove le autorità sanitarie imposero i giorni di quarantena per le imbarcazioni provenienti da zone infette. Il governo toscano inviò i medici nei Paesi europei colpiti dall'epidemia per studiare il decorso della malattia mentre si procedeva con i provvedimenti che in sostanza erano quelli già adottati ai tempi della peste. Quando l'epidemia scoppiò a Parigi, il ducato di Parma ordinò di disinfettare tutte le lettere e i pacchi provenienti dalla Francia.

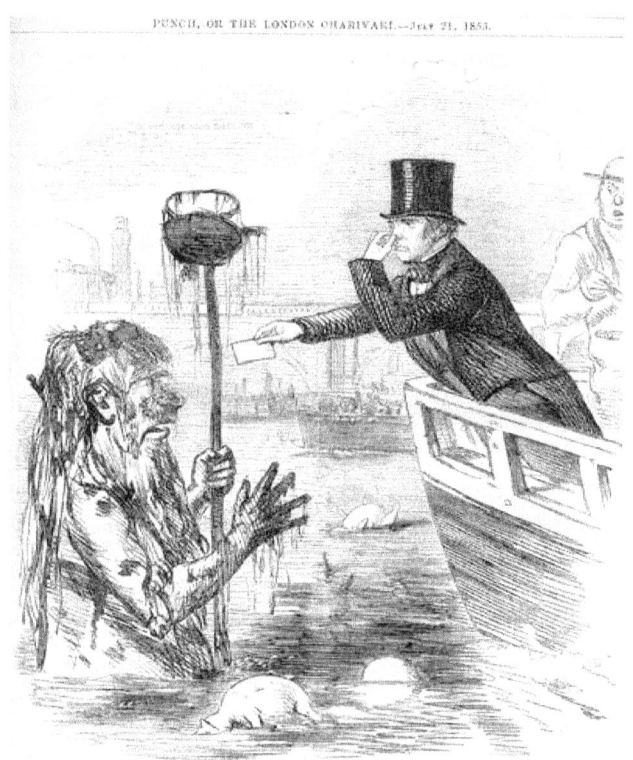

Michael Faraday dà il suo biglietto da visita al Padre Tamigi (Father Thames), caricatura riferita ad una lettera di Faraday sullo stato del fiume, pubblicata sul giornale The Times nel luglio 1855 –Pubblico dominio

Carlo Alberto ordinò alle truppe di stendere un cordone sanitario terrestre da Sanremo a Ventimiglia e da Cuneo a Nizza. Furono adottate leggi che punivano con la morte tutti coloro che violavano i cordoni marittimi e terrestri e che aggiravano le disposizioni sanitarie. Nel luglio del 1835 quando il colera era ormai dappertutto, riorganizzarono il sistema di lazzaretti consapevoli che le misure adottate non sarebbero riuscite a risparmiare l'Italia dal colera. Solo Genova, Livorno e Venezia esitarono a prendere provvedimenti in quanto il blocco dei commerci marittimi avrebbe gravato sulla loro economia, sostenendo teorie più che dubbie che accusavano l'aria malsana e la cattiva alimentazione. Le economie famigliari erano al collasso, agricoltura e commercio erano allo stallo, i viaggi erano impossibili, le fiere e i mercati erano completamente fermi. Per superare i cordoni marittimi le navi dovevano arrestarsi a distanza di sicurezza dal litorale, il responsabile dell'imbarcazione con una scialuppa si avvicinava alla costa per esibire la patente sanitaria al ministro della sanità e per giurare solennemente che nessuno a bordo fosse infetto. La patente veniva prelevata con una pinza e se ne verificava il contenuto: se il bastimento era ritenuto infetto o sospetto non veniva ammesso l'approdo, pena la morte. Le lettere e i documenti venivano affumicate con un fumo contenente zolfo, e poi immersi nell'aceto, il "suffumigio". Il 27 luglio del 1835 il cordone fu rotto da qualche contrabbandiere e l'epidemia cominciò a diffondersi da Nizza verso Torino e Cuneo. Il 2 agosto il colera scoppiò a Genova e raggiunse Livorno, Pisa, Firenze e Lucca. A settembre una barca di un mercante genovese percorse il Po per raggiungere Adria e Chioggia. Il colera invase così anche nel Regno Lombardo-Veneto che non aveva steso alcun cordone, nonostante le proteste popolari. A ottobre arrivò a Venezia, a novembre a Trieste. Da Trieste si estese in Dalmazia e da Venezia verso Padova, Verona e Vicenza. A novembre arrivò a Bergamo e da qui nella primavera del 1836 si diffuse a Como, Brescia, Cremona, Pavia e Milano. Tra giugno e luglio il contagio raggiunse anche il territorio dell'odierno Trentino-Alto Adige. A luglio raggiunse Parma e di nuovo il litorale ligure compresa Genova. Quell'estate furono invase anche Livorno, le Marche pontificie, Modena, Ancona, Trani e Bari. Il colera arrivò a Napoli e subito dopo lo stato pontificio, nel 1837, e la Sicilia si cordonarono. A fine anno sembrava essere archiviato in molte zone di Italia e perciò molti Stati eliminarono i cordoni. Nella primavera del 1837 il contagio scoppiò di nuovo a Napoli, in Calabria, a Malta e in Sicilia. Da Cefalù e Trapani si spinse verso l'interno toccando Catania, Palermo e Siracusa. Anche il litorale ligure, Marsiglia, il ducato di Benevento e lo Stato Pontificio furono nuovamente infettate. I governi furono costretti a emanare disposizioni sanitarie e a imporre nuove misure quarantenarie. Durante l'estate il contagio arrivò a Roma. La prima ondata epidemica di colera terminò verso la fine del 1837 con gli ultimi casi a Catania, Palermo e in qualche paese calabrese. Aveva risparmiato solo l'isola d'Elba e la Sardegna mentre le città colpite riuscirono ad abbattere l'epidemia in 70-100 giorni.

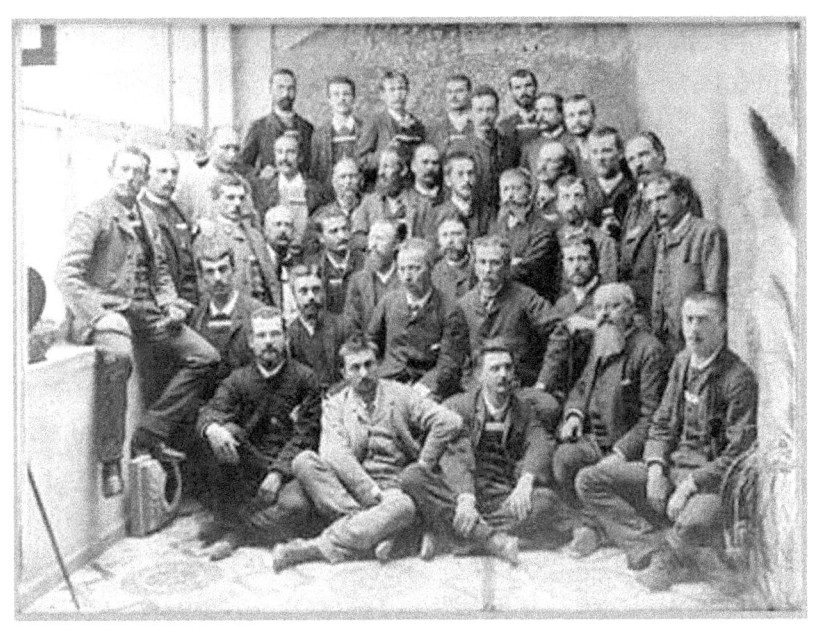

Volontari colera a Palermo nel 1855 –Wikimedia Commons

Circa dopo 10 anni dalla prima ondata, il colera tornò in Europa: dalla Russia e dalla Polonia si diffuse lungo tutto il Danubio. I "portatori" del morbo furono i soldati degli eserciti austriaci e russi che vivevano in condizioni igienico-sanitarie precarie durante la guerra. All'inizio del 1848 il contagio arrivò in tutto l'Impero austriaco compresa Vienna. Nell'autunno di quell'anno una nave infetta partì da Amburgo e raggiunse l'Inghilterra, provocando una nuova diffusione di contagio. Nel marzo del 1849 il contagio arrivò in Francia e in estate raggiunse l'Italia. Tuttavia, le nazioni colpite riuscirono ad aggirare l'epidemia nel giro di pochi mesi. Le misure adottate in Europa, come in Italia, furono le stesse messe in pratica durante la prima incursione di colera. Lo stesso sistema di cordoni e quarantene, le stesse disposizioni medico-sanitarie con la riorganizzazione di lazzaretti e la rimozione di rifiuti dalle strade. A vent'anni dalla prima epidemia, le condizioni igienico-sanitarie erano ancora molto precarie, specialmente nelle città portuali e industrializzate, dove i traffici commerciali erano in netto aumento. Gli Stati europei furono convocati alla prima conferenza sanitaria internazionale che si tenne a Parigi nel 1851. Erano presenti l'Inghilterra, la Francia, l'Austria, il Portogallo, la Spagna, la Russia, la Grecia, la Turchia, il Regno di Sardegna, il Regno delle Due Sicilie, il granducato di Toscana e lo Stato pontificio. Furono esposti i provvedimenti a cui dovevano attenersi tutti gli Stati: l'approvvigionamento idrico e lo smaltimento delle acque nere, un sistema di fognature in ceramica che doveva trasportare i rifiuti di scarico lontano dalle abitazioni e la realizzazione di pompe che portassero l'acqua nelle case. Per i riformatori francesi e inglesi questi provvedimenti erano necessari per evitare le quarantene che violavano la libertà dei commerci. Nonostante tutto, nel 1854 una nave salpata dall'India portò il colera in Inghilterra, facendo scoppiare la terza epidemia. Da Londra il contagio arrivò a Parigi e a Marsiglia. La leggerezza delle autorità sanitarie locali permise lo sbarco anche di navi che avevano a bordo uomini infetti. L'epidemia arrivò al sud della Francia e in Italia. Le autorità genovesi non si preoccuparono di avvisare tempestivamente la presenza del colera agli altri Stati italiani e il contagio si estese in tutta la costa ligure e tirrenica fino a Napoli e Palermo. Anche la

Sardegna fu invasa: Sassari, sede di importanti uffici amministrativi e giudiziari e dotata di un'antica università vide morire 5 mila dei suoi 23 mila abitanti. Nel 1855 l'epidemia arrivò in tutto il Paese, dal Piemonte sabaudo al granducato di Toscana, al ducato di Modena, allo Stato pontificio, alla Lombardia austriaca, all'isola d'Elba e all'isola del Giglio. A dicembre del 1854 l'epidemia sembrava finire quando un'alluvione fece straripare l'Arno contribuendo ad una nuova diffusione del colera. Nel 1856 il terzo focolaio epidemico si spense completamente dopo essersi diffuso in 4.468 comuni italiani contro i 2.998 della prima epidemia e i 364 della seconda. I morti furono 284.514, 146.383 nel primo contagio e 13.359 nel secondo. La quarta epidemia scoppiò nel 1865 ad Alessandria d'Egitto, probabilmente portata dai pellegrini provenienti dalla Mecca. Attraversò la Persia e i porti del Mar Caspio, passò per il canale di Suez ed arrivò nel Mediterraneo. Nell'estate del 1865 la Francia, l'Italia del Sud, Genova, Marsiglia e Tolone furono invase dalla quarta epidemia di colera. Durò due anni e colpì molte meno zone, in Italia fu circoscritta alle zone portuali e in meridione. Grazie al risanamento delle città, l'epidemia non riuscì ad espandersi rapidamente. Tuttavia le cure erano sempre le stesse, anche se la pratica del salasso fu bandita, restava l'uso dell'oppio, dei fiori di zinco, di astringenti, di clisteri, di bagni caldi e l'uso di bibite alcoliche come il rhum. Nel 1854 l'analisi della diffusione del colera in un quartiere di Londra aprì la strada all'epidemiologia, una teoria che oggi usiamo anche per studiare il nuovo coronavirus; La situazione a metà ottocento, a Londra, era ormai fuori controllo, con i pozzi neri nei seminterrati delle abitazioni che traboccavano di escrementi, come quelli derivanti dalla macellazione degli animali delle botteghe. Per provare a migliorare la situazione, la città di Londra ordinò lo svuotamento dei pozzi neri nel Tamigi. Lo sversamento comportò una contaminazione delle riserve idriche, favorendo la diffusione del colera, una malattia che solo a Londra nei decenni precedenti aveva causato la morte di circa 14.000 persone. Visti i ricorrenti episodi di colera in città, la scienza iniziò a dubitare delle teorie mediche attuali e obsolete, così si aprì un acceso confronto tra i sostenitori della teoria dei miasmi e quelli che iniziavano a metterla in dubbio, proponendo l'alternativa teoria dei germi. John Snow era un medico di York e non era per nulla convinto della teoria dei miasmi e dell'aria "cattiva". Analizzò le epidemie di colera a Londra, intuendo che la malattia non fosse trasmessa dall'aria, ma dall'acqua contaminata. Ci arrivò per gradi, studiando la diffusione geografica della malattia e la sua incidenza tra la popolazione che utilizzava pompe pubbliche e private, inconsapevolmente mettendo le basi per una nuova disciplina: l'epidemiologia. Pubblicò una prima versione della sua teoria nel 1849 e la perfezionò nel 1854 analizzando la grave epidemia di colera che stava interessando Broad Street (Broadwick Street), una via del quartiere londinese di Soho. Tra la fine di agosto e i primi giorni di settembre, 127 persone che abitavano nei dintorni morirono a causa della malattia, spingendo un terzo della popolazione a lasciare la zona nella settimana seguente.

Snow intervistò gli abitanti e capì che la probabile fonte del contagio fosse una pompa pubblica per l'acqua su Broad Street. Realizzò un modello dettagliato sulla diffusione della malattia e convinse l'amministrazione locale a rimuovere la maniglia della pompa, in modo che non venisse più utilizzata. I casi di colera diminuirono e la crisi sanitaria rientrò. Tuttavia, quando la maniglia fu rimossa, i contagi erano già in calo per via della popolazione che lasciava la zona, per cui non fu possibile stabilire con certezza se l'acqua fosse ancora contaminata. Nel 1855, Snow pubblicò una seconda edizione del suo trattato Sulle modalità di trasmissione del Colera, a sei anni di distanza dalla prima, aggiungendo l'esperienza di Broad Street e numerosi altri dettagli. Comprese nel saggio una mappa che illustrava la distribuzione geografica dei casi di colera a Soho. Fece un censimento delle pompe dell'acqua, in modo da ricostruire la loro vicinanza ai casi di colera riscontrati ed evidenziò come l'incidenza fosse più alta nei pressi della pompa pubblica di Broad Street. Tuttavia, nonostante i nuovi studi, superata l'emergenza del 1854, le cose tornarono come prima. L'amministrazione locale fece installare una nuova maniglia per la pompa il Consiglio sanitario della città di Londra concluse che la causa del colera fossero stati i miasmi. Le scoperte in ambito scientifico avevano fornito una maggiore consapevolezza del rapporto causa-effetto tra condizioni abitative e malattia ma i provvedimenti presi dai territori europei erano ancora pochi per debellare del tutto il contagio. Soprattutto l'Italia post-unitaria impegnata a risolvere problemi come la realizzazione della rete ferroviaria, la lotta all'analfabetismo e il riordino amministrativo sottovalutò la prevenzione sanitaria che avrebbe potuto bandire il colera dalla Nazione. Ci furono altre due epidemie di fine secolo ma furono circoscritte a poche zone d'Europa e contarono molti meno morti. Nel 1884, il colera da Marsiglia raggiunse l'Italia dove le zone più colpite furono Napoli e la Sicilia. A Napoli, il 91% della popolazione si addensava nel centro della città, dove le condizioni igieniche dei cosiddetti "bassi" erano molto precarie. Durante l'epidemia del 1884-87 le provincie italiane che furono colpite erano 44, solo in tre di queste si trattò di un'epidemia: Cuneo con 1.655 morti, Genova con 1.438 morti e Napoli che invece ne contò 7.994. Il 15 gennaio 1885 fu emanata la cosiddetta "legge per Napoli" che segnava un punto di svolta nella politica governativa dell'Italia unita, imponendo norme igienico-sanitarie pubbliche e private che le municipalità dovevano far osservare a tutti i cittadini. Dal fondamentale sistema fognario all'edificazione di nuovi quartieri, con la costruzione di nuove piazze e il risanamento dei "bassi" e dei tuguri. Il caso di Napoli fu un riferimento per molti altri centri che, all'indomani della pubblicazione della legge, ebbero la possibilità di avvalersi degli stessi benefici.

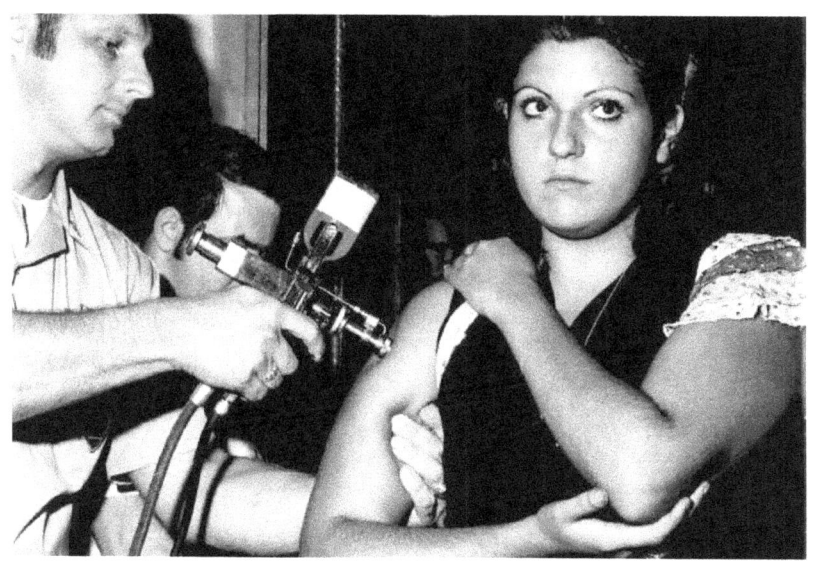
Vaccinazione anti-colera con siringa a pistola –Wikimedia Commons

Le città principali che ne usufruirono furono Genova, La Spezia, Torino, Caltanissetta, Trapani, Milano e Catania. Nonostante ciò, mentre venivano attuate le norme varate dalla "legge per il risanamento della città di Napoli" un ultimo focolaio epidemico si accese in Italia nel 1893. Genova registrò 414 morti. A Roma, a Torino e a Milano l'epidemia comparve ma non si diffuse mentre Napoli e Palermo videro un notevole calo di decessi rispetto alle precedenti epidemie.

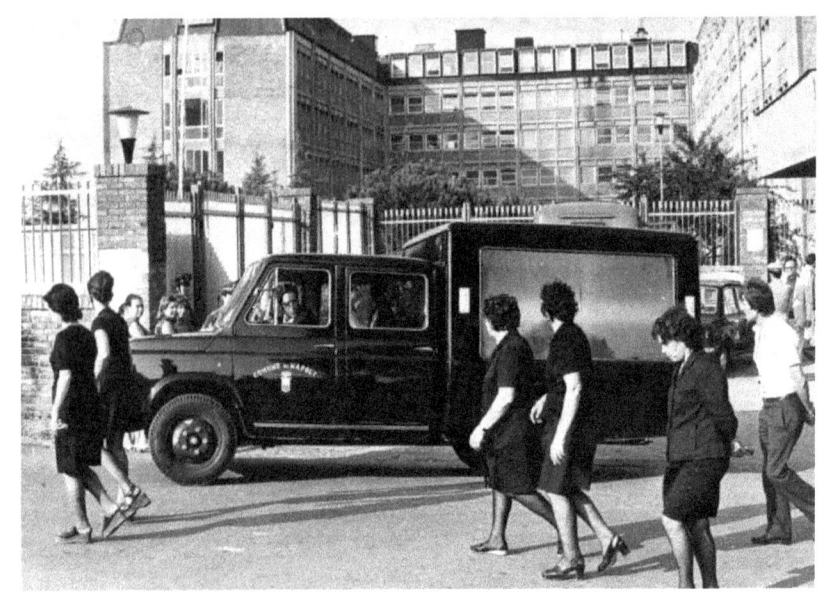

Napoli, 1973 –Wikimedia Commons

Oggi, l'approccio prescelto per la lotta al colera è spesso multisettoriale e coinvolge la gestione dell'acqua, la sanità pubblica, la pesca, l'agricoltura e l'educazione alla salute. Tuttavia, gli interventi più importanti per la prevenzione delle epidemie di colera riguardano la depurazione dell'acqua e il funzionamento del sistema fognario. Garantire la sicurezza del cibo e dell'acqua e migliorare l'igiene sono, infatti, le condizioni di base per la prevenzione delle epidemie. Anche l'educazione al rispetto di accorgimenti igienici durante la preparazione o l'assunzione del cibo, come il lavarsi le mani con il sapone prima di iniziare a cucinare o mangiare, può contribuire a ridurre la diffusione. I vibrioni del colera sono, infatti, estremamente sensibili all'azione dei comuni detergenti e disinfettanti. Oggi sono disponibili anche dei vaccini anticolera e vengono impiegati per indurre immunità attiva contro il colera nei viaggiatori che si recano in Paesi dove la malattia è endemica o epidemica, negli individui che vivono o lavorano in aree endemiche con inadeguate condizioni sanitarie o nel personale medico esposto a un eventuale contagio. La vaccinazione contro il colera non è considerata molto efficace poiché l'immunità conferita risulta molto breve (3-6 mesi) e incompleta. Infatti, risulta immune solo il 25-50% dei soggetti immunizzati e, inoltre, il vaccino non è in grado di prevenire il contagio e la diffusione della malattia.

L'INFLUENZA SPAGNOLA
1918-1919

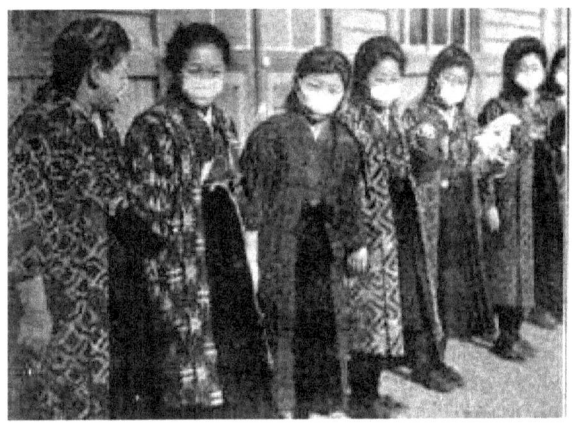

Studentesse in maschera durante la pandemia di influenza del 1919 a Tokyo
-Mainichi Shimbun

Il nome di "spagnola" fu dato poiché la sua esistenza fu riportata dapprima soltanto dai giornali spagnoli. La Spagna non era coinvolta nella prima guerra mondiale e la sua stampa non era soggetta alla censura di guerra, mentre nei paesi belligeranti la rapida diffusione della malattia fu nascosta dai mezzi d'informazione. Il morbo colpiva velocemente, per lo più giovani soldati, che al mattino erano sani e alla sera erano collassati a letto, con le labbra blu per la mancanza di ossigeno. Nei casi più gravi i sintomi della malattia comprendevano febbre alta, tosse, emorragie da naso e bocca, polmoniti e pleuriti secondarie. I pazienti che non finivano uccisi dalle infezioni morivano soffocati nel letto. Iniziò tutto con la nuova malattia soprannominata "bronchite purulenta", poiché durante l'autopsia i bronchi dei pazienti risultavano impregnati di liquido infetto. I medici dell'ospedale inviarono allarmati rapporti ai loro superiori, ma con gli alti comandi impegnati nelle grandi offensive del 1916 e del 1917, che costarono centinaia di migliaia di perdite, nessuno prestò attenzione alla nuova malattia. Successivamente, mentre il fronte si stabilizzava, i pochi focolai della malattia si spensero e i soldati negli ospedali tornarono a morire di tifo e di colera, come prima. Si stima che il numero dei contagiati arrivò al mezzo miliardo mentre si ipotizza che lo straordinario tasso di mortalità dell'influenza sia stato determinato anche da fattori esterni come la guerra, la malnutrizione, il sovraffollamento delle strutture mediche e scarsa igiene. Fu nella primavera del 1918 che i nuovi focolai dell'influenza emorragica scoppiarono a Étaples e poi nel resto della

Francia, fino a estendersi all'esercito tedesco, dall'altro lato del fronte, per poi arrivare nel Regno Unito, oltre il canale della Manica. Facilitata dallo spostamento di truppe ai quattro angoli del mondo, l'epidemia arrivò in pochi giorni in Italia, negli Stati Uniti, in Russia, in India e in Africa. L'unico paese dove l'epidemia e i suoi effetti potevano essere discussi liberamente era la Spagna, dove la malattia aveva colpito tra gli altri Re Alfonso XIII. L' "influenza spagnola" era diventata una pandemia, la più devastante che il genere umano avesse mai visto. Quando terminò l'ultima ondata, alla fine del 1919, quasi 100 milioni di persone erano stati uccisi dall'influenza: un bilancio più devastante di quello della guerra appena conclusa. Fra il 1918 e il 1920 uccise decine di milioni di persone nel mondo, la prima delle pandemie del XX secolo che coinvolgono il virus dell'influenza H1N1. La letalità le valse la definizione di più grave forma di pandemia della storia dell'umanità: ha infatti causato più vittime della terribile peste nera del XIV secolo. La febbre intensa e un malessere diffuso e crescente portava, in pochi giorni, una progressiva perdita di funzioni con momenti di delirio per poi portare allo stato di incoscienza. Un decorso violento, l'angoscia di un male che colpiva adolescenti e giovani. Le vittime della "spagnola", una peste insidiosa che non provocava tracce visibili in nessuna parte del corpo e cominciava con i sintomi di una normale influenza, fu un'ecatombe di giovani pari a quella degli altri giovani caduti in tutta la guerra. In maggioranza erano donne e il carattere misterioso della malattia era accresciuto dal fatto che, secondo molte testimonianze di familiari, tramandate privatamente e mai ufficializzate, riuscirono a salvarsi, tra le ammalate, molte che ebbero le mestruazione mentre giacevano a letto. In Europa, il diffondersi della pandemia fu aiutato dalla concomitanza degli eventi bellici relativi alla prima guerra mondiale. Nel 1918, il conflitto durava ormai da quattro anni ed era diventato una guerra di posizione: milioni di militari vivevano ammassati in trincee sui vari fronti favorendo così la diffusione del virus. L'agente causale della Spagnola appartiene alla famiglia dei virus dell'influenza A, la stessa che si evolve provocando la classica influenza stagionale. Quando una persona infetta starnutiva o tossiva, più di mezzo milione di particelle virali potevano essere diffuse nelle vicinanze, quindi gli alloggi sovraffollati e i massicci movimenti delle truppe impegnate nella guerra affrettarono la pandemia e probabilmente accelerarono la trasmissione e la mutazione del virus. Alcuni ipotizzano che il sistema immunitario dei soldati fosse fortemente indebolito dalla malnutrizione, dallo stress dei combattimenti e dalla paura degli attacchi chimici, e così essi sarebbero stati particolarmente suscettibili alla malattia che li aggredì senza pietà. Un ulteriore importante fattore a livello globale che favorì la propagazione della pandemia fu l'incremento dei viaggi. I moderni sistemi di trasporto resero più facile a soldati, marinai e semplici viaggiatori civili spostarsi nel mondo e diffondere inconsapevolmente l' "influenza Spagnola". Negli Stati Uniti, la malattia fu osservata per la prima volta nel gennaio 1918 nella contea di Haskell (Kansas), spingendo il medico locale Loring Miner ad avvertire l'U.S. Public Health Service. Il 4 marzo 1918, il cuoco Albert Gitchell si ammalò a Fort Riley, una struttura militare americana dove all'epoca si stavano addestrando truppe statunitensi destinate a combattere nella Grande Guerra; Gitchell fu la prima vittima registrata dell'influenza. In pochi giorni, 522 uomini del campo furono contagiati. Entro l'11 marzo 1918, il virus aveva raggiunto il quartiere Queens di New York. Nell'agosto 1918, un ceppo più virulento apparve simultaneamente a Brest (in Francia), a Freetown (in Sierra Leone) e negli Stati Uniti, a Boston.

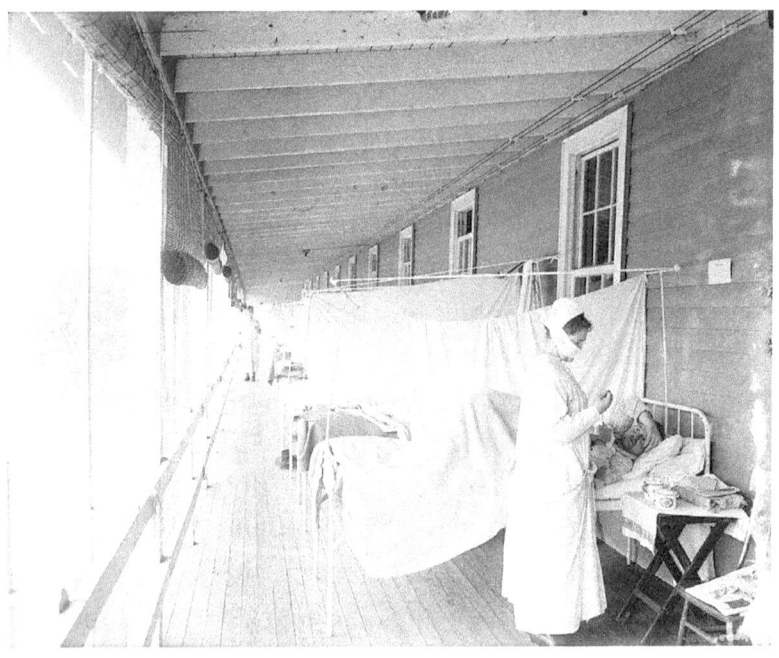

Foto del Walter Reed Hospital di Washington, DC, durante la grande pandemia influenzale del 1918-1919, nota anche come "influenza spagnola". I pazienti sono sistemati in file di letti su una galleria aperta, separati da lenzuola appese. Un'infermiera indossa una maschera di stoffa sul naso e sulla bocca. -Foto di Harris & Ewing tramite il sito web della Library of Congress

L'influenza spagnola si diffuse anche attraverso l'Irlanda, portata da soldati irlandesi di ritorno dal fronte. Questa pandemia è stata descritta come "il più grande olocausto medico della storia" e in numeri assoluti, ma non in percentuale a causa dell'aumento della popolazione nel Novecento rispetto al Trecento, ha ucciso più persone della peste nera, un dato impressionante. Si dice che questa influenza abbia ucciso più persone in 24 settimane che l'AIDS in 24 anni e in un anno più di quante ne abbia uccise la peste nera in un secolo. La malattia ha causato decessi in ogni angolo del globo ma i dati sul tasso di mortalità della spagnola differiscono sensibilmente tra paese e paese, anche di 40 volte. Secondo report locali, 17 milioni sarebbero morti solo in India, rappresentando circa il 5% della popolazione totale del paese. Il bilancio delle vittime registrate nei distretti governativi britannici sarebbe stato di 13,88 milioni. Mentre in Giappone, dei 23 milioni di persone che ne furono colpite, circa il 43% della popolazione, 388 mila morirono con un tasso di mortalità dello 0,67%. Nelle Indie Orientali Olandesi (ora Indonesia), si presume che circa un milione e mezzo di persone siano morte. A Tahiti, il 13% della popolazione morì in un solo mese. Allo stesso modo, a Samoa, il 22% della popolazione è deceduto nel corso di due mesi. Nel Camerun sembrerebbe che i morti siano stati circa 250.000 persone su 561 mila (44,6%). Anche in Iran l'impatto sarebbe stato enorme; dove, secondo una stima, i morti potrebbero essere stati più del 20% della popolazione totale. L'impatto fu così profondo da deprimere l'aspettativa di vita media negli Stati Uniti di oltre dieci anni. In Canada morirono 50 mila persone, in Brasile quasi 300 mila incluso il presidente Rodrigues Alves. In Gran Bretagna i decessi furono 250 mila, in Francia più di 400 mila. Nel 1918 le conoscenze sui virus erano limitate e inizialmente l'influenza fu diagnosticata erroneamente come batterica, dovuta al bacillo Pfeiffer, oggi noto come Haemophilus influenzae. Nel 1918 in America molte speranze di cura si poggiavano su vaccini sviluppati partendo dal bacillo Pfeiffer, di cui molti rapporti medici descrivevano l'efficacia. Già dal 1919 molti ricercatori avevano notato sia che alcuni sintomi non erano compatibili con un'infezione dal bacillo Pfeiffer sia che si riusciva ad isolare il bacillo solo in una piccola percentuale di deceduti per la spagnola, sia che l'efficacia dei vaccini Pfeiffer era scarsa. Veniva anche ampiamente somministrata aspirina a regimi ora noti per essere potenzialmente tossici, anche un grammo ogni ora, in grado di favorire l'edema polmonare e la polmonite batterica. Un osservatore scrisse: "Una delle più sorprendenti complicanze è stata l'emorragia delle mucose, in particolare del naso, dello stomaco e dell'intestino, oltre che dal sanguinamento dalle orecchie e delle emorragie petecchiali nella pelle". La maggior parte dei decessi fu attribuita pertanto alla polmonite batterica, un'infezione secondaria opportunistica frequentemente associata all'influenza; tuttavia il virus uccise i malati anche direttamente, causando enormi emorragie ed edema nei polmoni. Alcuni studi hanno dimostrato che il virus fu particolarmente letale anche perché innescava una tempesta di citochine, che può risultare più grave nei sistemi immunitari più forti caratteristici dei giovani adulti. Il tasso di mortalità di una tipica influenza si attesta sullo 0,1%, la spagnola uccise il 20% dei contagiati. In Italia il primo allarme venne lanciato a Sossano (Vicenza) nel settembre del 1918, quando il capitano medico dirigente del Servizio sanitario del secondo gruppo reparti d'assalto invitò il sindaco a chiudere le scuole per una sospetta epidemia di tifo. Si stima che le vittime furono almeno 600 mila nella penisola. In Austria l'epidemia uccise 135 mila persone, in Ungheria 115 mila e in Bosnia 10 mila, per un totale di 260 mila morti nell'Impero Austro-Ungarico.

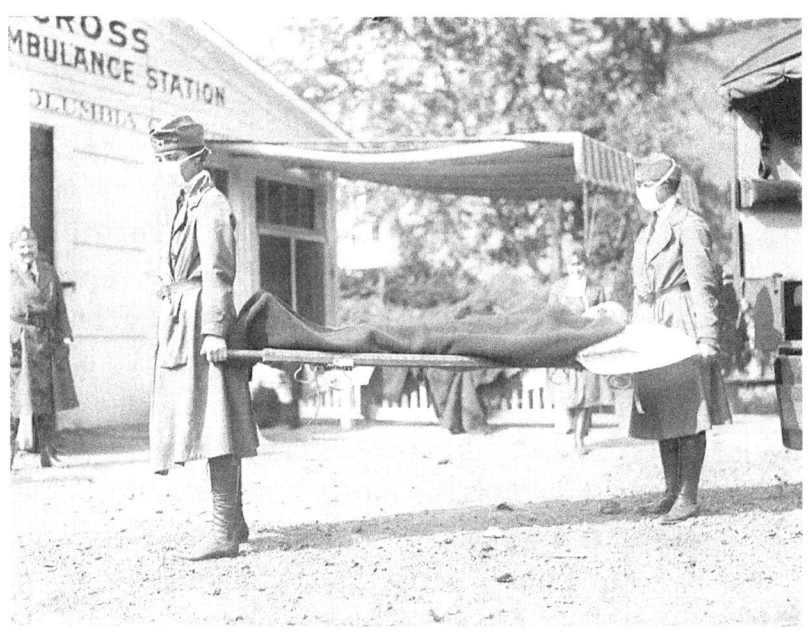

Dimostrazione alla stazione di ambulanza di emergenza della Croce Rossa a Washington, DC, durante la pandemia di influenza del 1918 -National Photo Company tramite il sito web della Library of Congress

Dopo la letale seconda ondata avvenuta verso la fine del 1918, il numero di nuovi casi diminuì bruscamente, fino a quasi annullarsi. La debolezza di milioni di persone sottoposte alle privazioni della guerra, le necessità dei combattimenti, che impedì ai governi di concentrare le risorse necessarie per affrontare l'epidemia, e infine l'apertura alle comunicazioni di vaste aree del mondo un tempo isolate, come il continente africano, che espose milioni di persone a un contagio che non avevano mai visto, crearono circostanze devastanti e favorevoli a un'epidemia che diventò una pandemia molto grave. Una condizione unica di fattori rese la spagnola la più letale che il genere umano avesse mai visto. Il virus del 1918 era «speciale», scrissero dopo averne osservato gli effetti, «un prodotto mortale e unico frutto della natura, dell'evoluzione e della convivenza tra animali e umani». Una testimonianza della «portentosa capacità della natura di creare pandemie». La descrizione che fece un'infermiera di Chicago del suo ospedale sembra uscita da un film dell'orrore. I malati giacevano a letto, immobilizzati dalla crisi respiratoria, mentre il colore cianotico che avevano assunto i loro volti a causa della mancanza di ossigeno rendeva impossibile distinguere «i bianchi dai neri». Quando i loro polmoni collassavano, l'aria rimaneva intrappolata sotto la pelle e si potevano sentire le bolle toccandoli con la mano. Arrivato il momento di rimuoverli dai letti, i loro corpi spostati con le lenzuola «facevano lo stesso suono crepitante che si sente quando si versa latte caldo sul riso soffiato». Altri avevano emorragie così forti che il sangue poteva schizzare dal loro naso fino all'altro lato della stanza, e bisognava togliersi di mezzo per evitare di essere colpiti. La situazione era così grave, racconta l'infermiera, che tutto quello che il personale riusciva a fare per i pazienti era dar loro un bicchiere di whisky caldo per poi occuparsi dei nuovi casi che arrivavano in corsia.

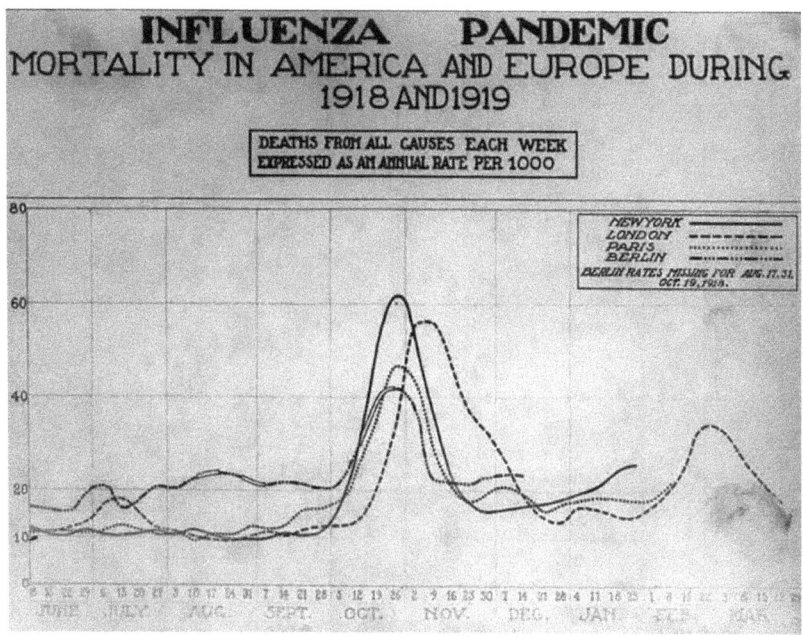

Grafico che mostra la mortalità per influenza pandemica del 1918 negli Stati Uniti e in Europa. *Pandemic Influenza: The Inside Story.* Nicholls H, PLoS Biology Vol. 4/2/2006, e50 – Wikimedia Commons

I morti si accumulavano a centinaia. Nel suo libro, Arnold, scrisse: «L'influenza spagnola ottenne quello in cui l'esercito tedesco aveva fallito per quattro anni»: conquistare l'Europa. Mentre i produttori di whisky e scotch pubblicizzavano i loro prodotti come cure sicure contro l'epidemia, sulle prime pagine dei giornali l'influenza spagnola veniva rappresentata come uno scheletro vestito da ballerina di flamenco i cui artigli ghermivano l'Europa.

L'INFLUENZA ASIATICA
1957-1958

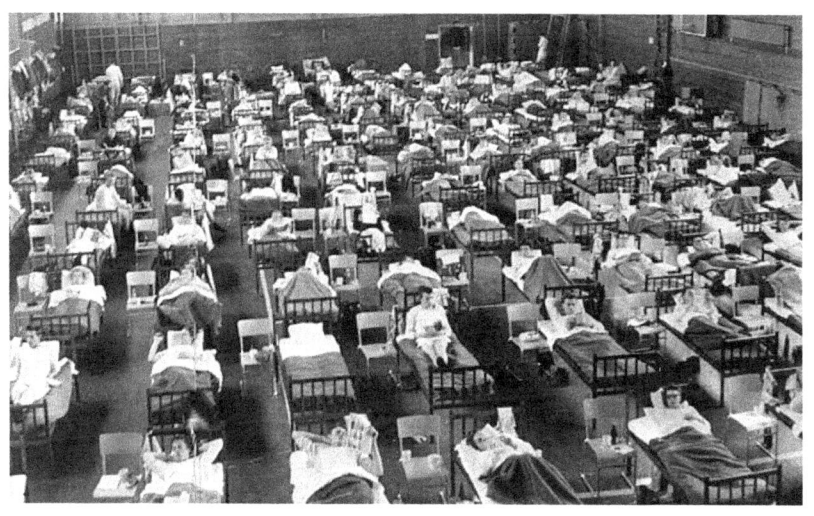

168 coscritti malati di influenza asiatica in un'arena sportiva all'F 21 a Luleå. La foto è stata scattata nel 1957 –Scanpix

L'influenza asiatica fu una pandemia influenzale di origine aviaria, che dal 1957 al 1970 provocò due milioni di vittime. Il virus (A/Singapore/1/57 H2N2) fu isolato per la prima volta in Cina nel 1954 e nello stesso anno fu preparato un vaccino che riuscì a limitare il diffondersi dell'epidemia. Il virus si manifestò stagionalmente fino al 1968. Più tardi l'H2N2 mutò nel virus A/H3N2 che causò l'influenza di Hong Kong negli anni 1968-1969. L'asiatica fu segnalata per la prima volta a Singapore, poi a Hong Kong nel 1957 e negli Stati Uniti. In Europa colpì pesantemente il Regno Unito, complessivamente nel mondo sono state stimate fino a 4 milioni di vittime, anche se l'Oms sostiene che i morti fossero in realtà circa 2 milioni. L'asiatica colpì soprattutto le persone anziane o con patologie e i sintomi erano simili a quelli dell'influenza comune, con febbre, tosse, mal di gola, dolori muscolari e spossatezza, fino ai problemi respiratori che pericolosamente si tramutavano in polmonite, convulsioni, insufficienza cardiaca e, infine, morte. La malattia non arrivò ai numeri della "Spagnola" anche grazie al fatto che pare che molti individui avessero anticorpi efficaci sviluppati dopo altri ceppi influenzali. L'Asiatica fece otto milioni di contagi e le polmoniti erano molto frequenti tra i contagiati. In contrasto però con quanto osservato nel 1918, le morti si verificavano soprattutto in persone affette da malattie croniche e i soggetti sani erano meno colpiti. Nonostante il vaccino prodotto nello stesso anno in cui scoppiò l'influenza, grazie all'Istituto di microbiologia di Wright-Fleming di Londra che lo sviluppò in un tempo decisamente breve, in pochissimi mesi, una vera e propria cura contro l'asiatica non c'è stata e non c'è neppure oggi. Il vaccino fermò la pandemia velocemente, ma non si trattò di una soluzione definitiva. La mortalità fu limitata anche dagli antibiotici disponibili.

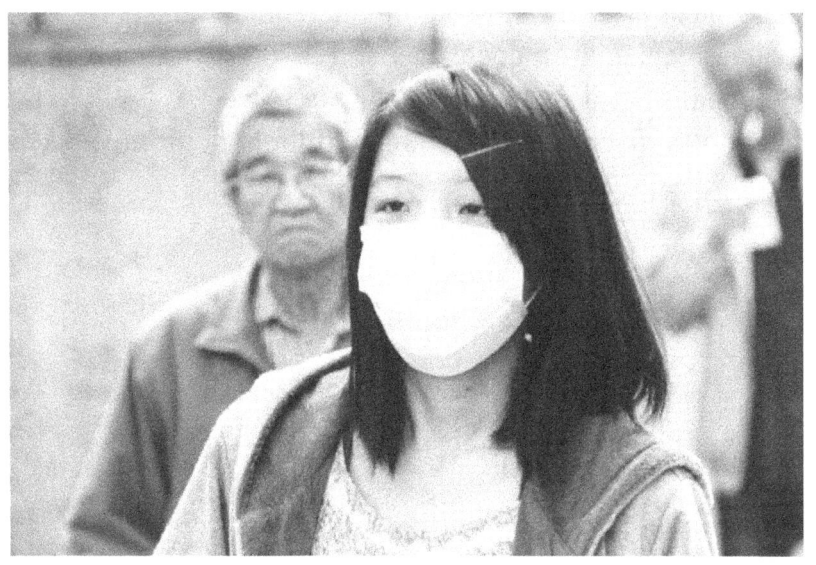

-Pxhere

Gli esperti dell'OMS si resero conto che i Paesi coinvolti maggiormente furono quelli dove si tennero i maggiori raduni pubblici, dalle fiere ai concerti, così che chiese la chiusura delle scuole e regole fondamentali di distanziamento sociale. Nel dicembre del 1957, la pandemia sembrava finire, soprattutto negli Stati Uniti. Tuttavia, tra gennaio e febbraio del 1958, ci fu un'altra ondata di malattia tra le persone più anziane, che furono colpite nuovamente. L'influenza asiatica viene considerata come un focolaio di categoria 2 di influenza aviaria che si sparse dalla Cina all'inizio del 1956 e durò fino al 1958. Il ceppo originò da una mutazione avvenuta nelle anatre selvatiche in combinazione con un ceppo umano già esistente. Per la prima volta il mondo moderno, anche forte di una medicina capace e innovativa, ha saputo contenere l'epidemia a differenza di quanto successe nel 1918, quando la spagnola causò oltre 50 milioni di morti.

Quasi un terzo dei napoletani colpito dall'influenza asiatica

Il morbo ha comunque un decorso molto rapido e non provoca inconvenienti di rilievo

Napoli, 19 agosto.

L'epidemia di influenza «asiatica» continua a colpire con ritmo crescente strati sempre più vasti della popolazione. Come hanno precisato numerosi sanitari, il morbo si manifesta, oltre che con l'aumento della

Sbalzato dal velocipede il contadino finiva in un prato adiacente la strada. Soccorso dallo stesso Mascarello e da un amico di questi che viaggiava sulla 1100, il poveretto veniva trasportato all'ospedale di Cherasco

Articolo pubblicato da "La Stampa" il 20 agosto 1957

L'INFLUENZA DI HONG KONG (SPAZIALE) 1968-1969

CONTINUA L'ASSALTO AGLI OSPEDALI

Un cittadino su sei a letto con la «spaziale»

Dichiarazioni dell'assessore Beltramini e precisazioni del medico provinciale, professor Nicola Tecce - Vaccino disponibile all'ufficio d'igiene in via Statuto

Prima pagina dell'edizione milanese del Corriere della Sera, 29 dicembre 1969

Fu la meno letale delle pandemie del XX secolo, nonostante la velocità di un virus molto contagioso che partì da Hong Kong. L'influenza di Hong Kong viene considerata di categoria 2 ed è stata provocata da un ceppo del sottotipo H3N2 derivato dall'H2N2 tramite il meccanismo dello spostamento antigenico. Con questo meccanismo, i geni di diversi sottotipi si possono riassortire per formarne uno nuovo. La pandemia, che si svolse tra il 1968 e il 1969, infettò 500 mila persone a Hong Kong, ma con un basso indice di mortalità. Negli Stati Uniti morirono 33 mila persone su 50 milioni. Per la sua somiglianza con l'influenza asiatica del 1957 (causata dal ceppo H2N2, che differiva dall'influenza di Hong Kong solo per una diversa combinazione della emoagglutinina dovuta a mutazione genetica) e probabilmente dal conseguente accumulo di anticorpi affini nella popolazione infetta, l'influenza di Hong Kong causò molte meno vittime di altre pandemie. Nel 1968 il Times di Londra diede per la prima volta l'allarme con la notizia di una grande epidemia nella colonia cinese. I sintomi dell'infezione erano i soliti dell'influenza: brividi, febbre, dolori muscolari e spossatezza e persistevano da quattro a sei giorni. I neonati e gli anziani erano le categorie più a rischio mortalità. Nonostante sia stato sviluppato un vaccino contro il virus, esso fu disponibile solo dopo che la pandemia aveva raggiunto il picco in molti Paesi, dunque le perdite furono comunque alte. Le stime dei morti variano tra i 750 mila e i 2 milioni di persone in tutto il mondo, con 34 mila decessi solo negli Stati Uniti, pertanto fu definita la meno letale delle pandemie del XX secolo. Il virus ebbe una ripresa tra la fine del 1969 e l'inizio del 1970, con un colpo di coda nel 1972. Durante la ripresa, in Italia, fu soprannominata "influenza spaziale" e causò circa 20 mila morti tra il 1969 e il 1970. L' "influenza spaziale" è stata la terza pandemia del XX secolo, dopo l'influenza Spagnola del 1918 e l'influenza Asiatica degli anni cinquanta. Anche in questa occasione, furono principalmente le polmoniti virali a risultare fatali per chi rimase contagiato dal virus, mentre i soggetti sani erano i meno colpiti. "Si pensa che il suo moderato impatto, in termini di letalità, fosse dovuto - afferma Maga, direttore dell'Istituto di Genetica Molecolare del Consiglio Nazionale delle Ricerche di Pavia - al fatto che il virus precedente, che era un H2N2 conferisse una certa cross-protezione, soprattutto nelle persone più anziane e questo probabilmente spiega anche la differente mortalità che si è rilevata nei diversi Paesi". Fu perciò la meno letale delle pandemie del XX° secolo, ma sebbene l'epidemia di Hong Kong fosse associata a relativamente pochi decessi in tutto il mondo, il virus era altamente contagioso, un fattore che facilitò la sua rapida diffusione in molte parti del mondo. Infatti, a due settimane dalla sua comparsa a luglio a Hong Kong, furono segnalati circa 500 mila casi di malattia mentre il virus continuava a diffondersi rapidamente nel Sud-Est Asiatico, per poi in pochi mesi raggiungere la zona del Canale di Panama e gli Stati Uniti, complici i soldati che rientravano dal Vietnam verso la California, dove si diffuse in tutti gli Stati Uniti d'America durante il mese di dicembre. Anche l'Australia, il Giappone e diversi paesi dell'Africa, dell'Europa orientale e dell'America Centrale e Meridionale furono colpiti. La seconda ondata della pandemia fu la peggiore, causando più morti della prima. L'avevano ribattezzata influenza "Spaziale" in omaggio ai viaggi sulla Luna. I primi casi in Italia si registrano all'inizio di agosto a Napoli, il 24 toccò a Roma, il 28 a Milano e un poco per volta a tutte le città e le campagne della penisola. Il governo andò per tentativi non sapendo bene come affrontare l'epidemia. I medici davano consigli su come comportarsi al fine di prevenire il contagio.

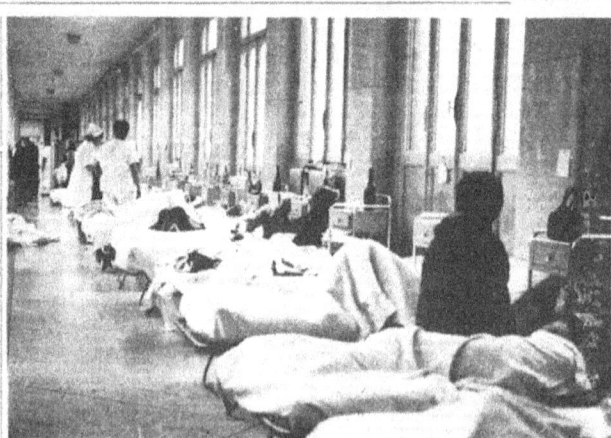

Prima pagina de "La Stampa" del 20 dicembre 1969

Tra le città più colpite c'era Milano e i numeri riportati dai giornali dell'epoca fanno davvero impressione: "Ogni giorno 8 mila a letto con l'influenza", titolava un articolo del quotidiano 'Il Giorno' datato 11 dicembre 1969. Tuttavia, nonostante il numero molto alto di contagi, le scuole rimasero aperte. "Una vera epidemia: 13 milioni di italiani a letto, un italiano su quattro". Arrivò nella penisola italiana nel 1969 e causò in totale 20 mila decessi. I disagi non mancarono di certo. Si svuotarono mercati e negozi che in gran parte dovettero chiudere in alcuni casi per mancanza di clientela, in altri per la malattia contratta dai gestori dei locali e dagli imprenditori. Avvenne una sorta di "chiusura" abbastanza discutibile, con la sospensione di alcuni lavori d'ufficio, stabilimenti e un'apertura ritardata delle scuole. Furono colpiti anche tre parlamentari del PSI di ritorno da Ceylon e il regista Rossellini. Le notizie che arrivavano agli italiani erano confuse e nebulose, complice il fatto che ai tempi la televisione era agli albori e pochi ne usufruivano, mentre i giornali non avevano una grande tiratura dal momento che non tutta la gente comune poteva permettersi di comprare un quotidiano in edicola. Di conseguenza l'allarmismo non fu particolarmente pressante, nonostante i numerosi decessi che portavano la gente a parlarne. Si tenevano i bambini in casa, ma la quotidianità e le abitudini non furono stravolte. Gli scienziati dicevano che era della stessa famiglia della "Spagnola", la pandemia devastante che nel 1919 e 1920 causò tra i 50 e i 100 milioni di morti in tutto il globo; La chiamarono in un primo momento "spagnola 1957".

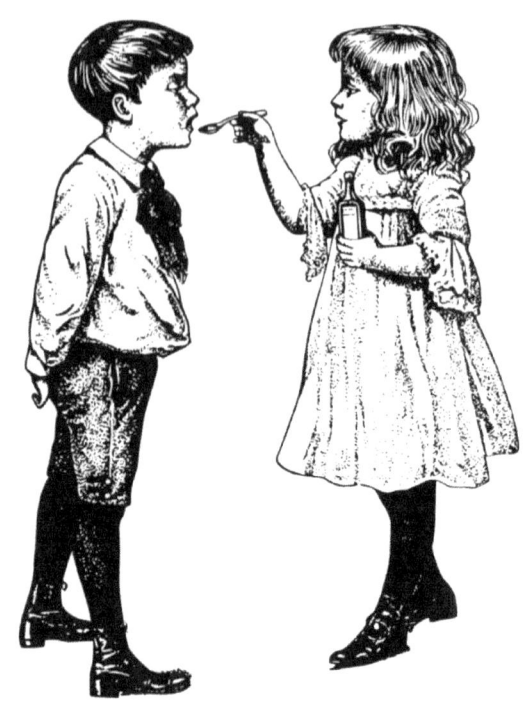

A Natale era oramai quasi del tutto debellata, dopo aver colpito 13 milioni di italiani e causato migliaia di morti. Siccome era venuta dalla Cina, fu coniato un detto conosciuto tutt'oggi: "Quando Mao starnuta, il mondo si ammala", ma anche questa volta non fu un semplice raffreddore.

HIV/AIDS
DAL 1981

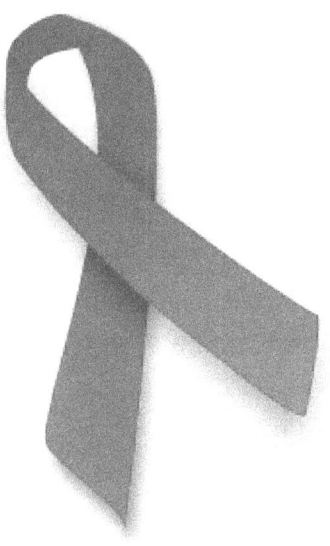

Il *nastro rosso* è il simbolo mondiale della solidarietà verso le persone sieropositive e quelle che convivono con l'AIDS

Sarebbe avvenuto in Camerun intorno al 1920 il primo caso di infezione, ma la storia dell'epidemia di HIV/AIDS viene fatta incominciare nel 1981 quando fu riconosciuta l'esistenza di una nuova malattia, negli Stati Uniti. A differenza delle altre epidemie, ebbe per molto tempo un tasso di mortalità molto vicino al 100%. Il virus umano dell'HIV (Human Immunodeficiency Virus) deriva da mutazioni di vari ceppi del SIV (il SIV è un retrovirus in grado di infettare almeno 45 specie africane di primati non umani. Il virus è responsabile della sindrome di immunodeficienza delle scimmie, esiste da circa 32000 anni ed è considerato l'antenato dei virus HIV-1 e HIV-2 che infettano l'uomo). Dal virus SIVcpz dello scimpanzé Pan troglodytes troglodytes deriverebbe il ceppo HIV-1, responsabile della pandemia, mentre dal virus SIVsmm, che colpisce le scimmie Sooty Mangabey, deriverebbe il ceppo HIV-2, dotato di patogenicità e contagiosità più limitate, che è rimasto confinato nei luoghi di origine, con l'eccezione di alcuni soggetti infettati nelle proprie aree endemiche e poi trasferitisi in paesi occidentali. L'uomo prese in considerazione seriamente questa patologia soltanto quando il virus incominciò a colpire con forza alcuni specifici gruppi di individui. Il virus trovò terreno fertile all'interno della comunità omosessuale maschile, in quanto i rapporti sessuali di tipo anale favorivano velocemente il contagio della malattia. Alla fine del 1980 un ricercatore dell'Università della California, Michael Gottlieb, nell'ambito di uno studio sui deficit del sistema immunitario si imbatté in un ospedale nel caso di un giovane paziente che soffriva di un raro tipo di polmonite dovuta al protozoo Pneumocystis carinii, che di solito colpiva quasi esclusivamente i neonati prematuri e i pazienti dal sistema immunitario molto indebolito (malati oncologici, o esposti a farmaci molto potenti, o trapiantati). Nei mesi successivi Gottlieb scoprì in altri tre pazienti, tutti omosessuali attivi, un basso livello di linfociti T. Considerando i lunghi tempi di incubazione del virus, l'epidemia doveva essere arrivata già a uno stadio talmente avanzato dall'essere ormai impossibile continuare a ignorarne i segnali. Il 5 giugno 1981 infatti i Centri per la prevenzione e il controllo delle malattie di Atlanta (CDC) pubblicarono nel bollettino Morbidity and mortality weekly report un improvviso aumento di diagnosi di casi di polmonite da Pneumocystis carinii e di un raro tumore dei vasi sanguigni, il sarcoma di Kaposi, in alcuni giovani omosessuali gravitanti nelle aree metropolitane di Los Angeles, New York e San Francisco. Tuttavia, questa pubblicazione non fece molto scalpore, ma l'aumento dei casi era velocissimo, tanto che il New York Times, nel mese di luglio, pubblicò la notizia. I casi, arrivati a centinaia, con un numero elevato di morti, erano alla luce dei fatti. I giovani malati erano numerosi e il decorso clinico era gravissimo. Pochi giorni dopo i CDC costituirono una task force dedicata espressamente alla ricerca sul sarcoma di Kaposi e sulle altre infezioni opportunistiche: si iniziò a parlare di epidemia e venne associata, sulla base dei fatti accaduti, all'omosessualità. La ricerca di un paziente zero negli Stati Uniti, sebbene in passato abbia prodotto il nome di Gaëtan Dugas, non ebbe esito, anche per il lungo periodo di incubazione del virus. Alla fine del 1981 cominciano a nascere le prime teorie sulle cause delle infezioni e dei tumori: infezione da Cytomegalovirus (Cmv), uso di droghe, stimolazione eccessiva del sistema immunitario. Il ricordo di alcune centinaia di morti in Spagna per una sindrome tossica da olio adulterato fece sospettare di non essere in presenza di una patologia contagiosa, ma di un'intossicazione legata magari a sostanze in uso tra la comunità omosessuale, come il nitrito d'amile (popper) utilizzato come potenziatore dell'orgasmo. Purtroppo alla fine dell'anno i contagi erano in costante aumento, e colpirono anche individui eterosessuali con il primo contagio in Europa, in Inghilterra. La malattia non aveva ancora un nome e incominciarono a circolare sulla carta stampata le definizioni più disparate: "Gay compromise sindrome", su The Lancet, "immunodeficienza gay-correlata" (Gay-related immune deficiency, GRID), "cancro dei gay", "disfunzione immunitaria acquisita". La notizia di una "nuova" malattia trasmissibile fu accolta con scetticismo, complice il fatto che nel 1977, appena pochi anni prima, era entrato negli annali uno straordinario traguardo sanitario mondiale: per la prima volta nella storia della medicina si era definitivamente debellata una patologia che mieteva milioni di vittime da millenni ed era il vaiolo. Inoltre, la comparsa degli antibiotici negli anni quaranta, aveva reso improvvisamente guaribili patologie infettive come le polmoniti, gli ascessi, le sepsi e persino la peste e il colera.

Alla fine degli anni 70 le preoccupazioni erano altre, l'esaurimento delle fonti energetiche, i conflitti atomici e l'effetto serra erano temi "caldi" su cui concentrare le ricerche, una nuova malattia sarebbe stata una sorpresa davvero poco gradita. Nel 1982 alcuni primi casi si verificarono tra gli emofiliaci, obbligati a ricevere continue trasfusioni, e cominciò a farsi strada l'idea che il contagio fosse legato a un'anomalia del sangue, svanendo presto l'illusione del contagio chimico. Nell'agosto di quell'anno, durante un congresso della Food and Drug Administration sui prodotti ematici, Bruce Voeller propose di chiamare la nuova malattia Acquired Immune-Deficiency Syndrome (AIDS), basandosi sulla comparsa di una serie di patologie nei pazienti, tra cui infezioni opportunistiche e neoplasie (il sarcoma di Kaposi, il linfoma di Burkitt, il linfoma primitivo cerebrale e alcuni linfomi dei linfonodi a grado alto e intermedio) altrimenti molto rare in giovani adulti non immunodepressi.

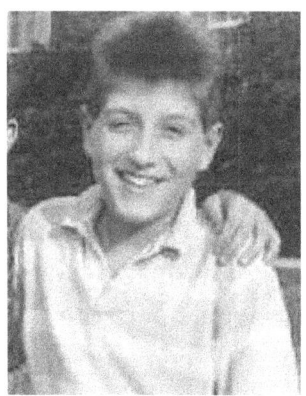

Ryan White, un ragazzo statunitense affetto da HIV che diventò uno dei simboli della lotta contro la malattia e il pregiudizio

A fine anno morì il primo bambino emofiliaco per una trasfusione infetta e si registrò il primo caso documentato di trasmissione verticale materno-fetale, che creò un vero dramma. La facilità degli spostamenti delle persone e le frequenti occasioni di viaggio resero rapidamente l'epidemia un fatto mondiale: nel 1982 si registrarono i primi casi in Italia, Canada, Brasile. In Italia il primo caso era legato a un paziente omosessuale che si era recato più volte negli Stati Uniti; nel 1983 i casi erano quattro e nel 1984 diciotto, tra cui un primo caso, a Milano, di paziente tossicodipendente che non era mai stato all'estero. I casi negli USA nel 1982 salirono a 1.614 con 619 decessi. Per il 1983 i dati individuavano 642 omosessuali maschi contagiati, 154 tossicodipendenti, 81 tossicodipendenti omosessuali, 50 soggetti haitiani immigrati e 61 a epidemiologia ignota. Sebbene circoscrivere il rischio a un gruppo sociale ristretto e socialmente isolato poté essere in un certo senso di conforto per l'opinione pubblica, ciò fu fuorviante e per diversi anni distolse l'attenzione dal più concreto e reale rischio di diffusione nel mondo, tramite i rapporti eterosessuali. Nel frattempo, soprattutto nella fascia mediterranea, il mezzo di diffusione più veloce e frequente fu quello del contatto ematico tra gruppi di eroinomani che condividevano la stessa siringa. In Italia, nei primi anni ottanta il consumo di eroina diffuso tra i giovani, con la conseguente pericolosità della condivisione della stessa siringa. Per un certo periodo l'infezione fu chiamata "delle 4 H", in quanto colpiva omosessuali, eterosessuali utilizzatori di droghe endovena, haitiani ed emofiliaci (in inglese "homosexuals, heterosexual intravenous drug users, Haitian immigrants" e "hemophiliacs").

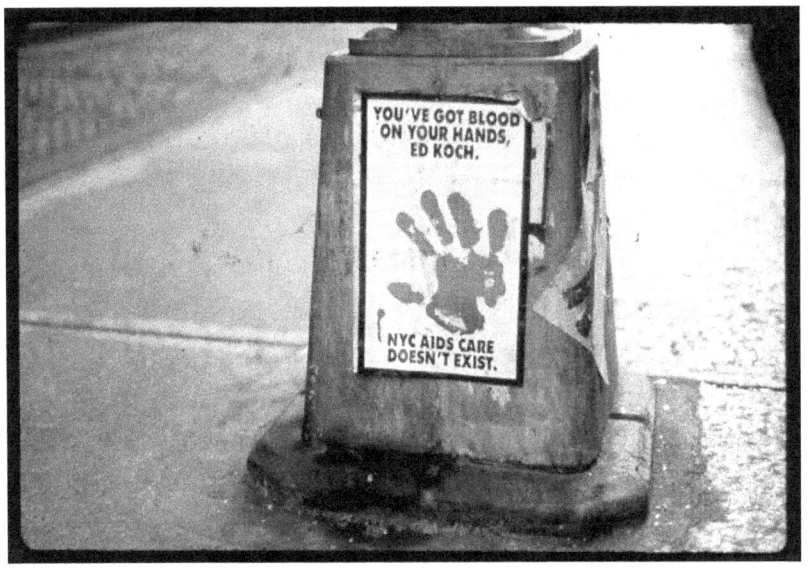

Gran Fury, You've got blood on your hands, Ed Koch, poster, 1988, ©The New York Public Library

Dopo una fase "nascosta" e una fase americana legata prevalentemente agli omosessuali, nella seconda metà degli anni 80 la malattia passò a una nuova fase, la terza, ovvero il contagio per via parenterale tra tossicodipendenti nell'Europa centromeridionale e di nuovo negli USA, in Thailandia, in India e molte altre regioni asiatiche e africane, raggiungendo una diffusione da pandemia globale. Nel 1985 si tenne ad Atlanta la prima Conferenza internazionale sull'AIDS, sponsorizzata dall'Organizzazione mondiale della sanità, alla quale partecipano circa duemila ricercatori provenienti da trenta paesi. Nelle successive conferenze, che si tennero a scadenza annuale fino al 1996, vennero via via resi noti i dati sulla diffusione dell'epidemia. Nel 1984 ad esempio negli Stati Uniti i casi di contagio erano arrivati a 22.996 con 12.592 decessi. La mortalità dell'AIDS era devastante. Venne denunciato l'esistenza del focolaio africano, senza però avere dati certi, e si iniziò a parlare di trasmissione eterosessuale. La piena cognizione che sangue ed emoderivati trasmettessero l'AIDS avvenne tra molti ritardi, quando circa 8 mila casi si erano ormai verificati negli Stati Uniti e 6 mila in Europa, tra il 1985 e il 1992, nonostante dal 1985 si scaldassero gli emoderivati per la neutralizzazione del virus. La seconda conferenza mondiale si tenne a Parigi, durante la quale l'OMS fornì una stima di 5/10 milioni di sieropositivi. Apparve chiaro come fosse necessario creare campagne d'informazione per arginare il contagio e cominciarono a circolare le prime notizie sulla ricerca legata a una possibile cura. L'anno successivo registrò la conferenza a Washington, in cui l'Assemblea Mondiale della Sanità approvò una strategia globale per fronteggiare l'epidemia. Nel mondo si contavano ormai 50 mila casi, di cui 800 in Italia. Tuttavia, in quegli anni i problemi sociali legati alla droga e all'omosessualità portarono ad azioni discriminanti, cattiva gestione e sottovalutazione dei fattori di rischio. Ad esempio, in Italia, il Ministro della sanità Carlo Donat-Cattin ritardò i controlli sulle sacche di sangue di ben tre anni rispetto altri paesi europei e le campagne di informazione pubbliche sull'epidemia vennero attuate dal 1988 anzichè dal 1985 come fu per la Gran Bretagna, vietando di fatto di citare l'uso del profilattico come metodo di prevenzione per evitare di "spiegarne l'uso nelle scuole". I paesi dell'est Europa a causa del loro isolamento imposto dal comunismo, riuscirono a schivare il virus fino alla caduta del comunismo stesso.

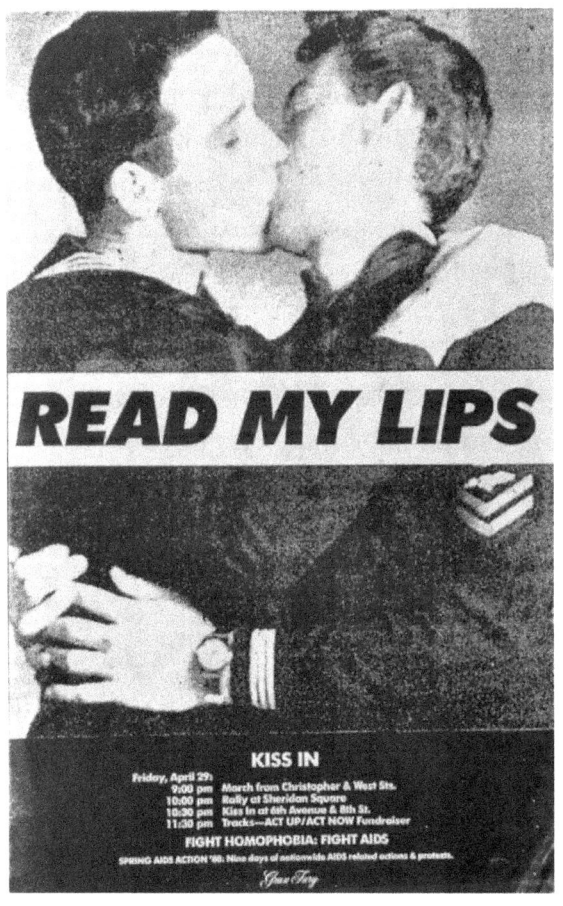

Gran Fury, Read my lips (Boys), poster, 1988, ©The New York Public Library

Dal momento dell'arrivo del virus nei paesi dell'est l'epidemia si diffuse con una velocità ancora più concreta rispetto l'Occidente, diventando in pochi anni un problema enorme per Ucraina e Russia. Nel 1987, a tempo di record (entrando negli annali della storia della medicina), fu approvato un primo farmaco, la molecola dell'AZT, inibitrice dell'enzima della transcrittasi inversa virale. Nonostante i risultati della terapia non del tutto soddisfacenti, il farmaco dimostrò di prolungare la vita dei pazienti rallentando lo sviluppo della sindrome e facendo sperare, così, migliaia di contagiati ormai rassegnati alla morte. In Italia, archiviato il lassismo di Donat-Cattin, il nuovo ministro Francesco De Lorenzo fece andare in onda nel 1989 la più efficace comunicazione di massa sull'AIDS nel pubblico italiano, con una serie di spot televisivi in cui venivano mostrati i modi di contagio (tra tossicodipendenti e con rapporti sessuali eterosessuali non protetti). In essi un alone viola circondava i contagiati, altrimenti invisibili, invitando a prendere misure precauzionali come l'evitare di utilizzare siringhe usate o come l'utilizzo del preservativo nei rapporti sessuali occasionali. Lo slogan più celebre fu: "AIDS, se lo conosci lo eviti". La VI° conferenza internazionale AIDS si tenne a San Francisco (1990) e in quell'occasione furono migliaia gli attivisti scesi in campo, che manifestarono per richiamare l'attenzione sulla malattia e contestare l'attuale presidente George Bush e i suoi metodi discriminatori nei confronti dei soggetti sieropositivi. In quell'anno, i dati parlavano chiaro: 254 mila casi di AIDS nel mondo (6.759 in Italia), con i sieropositivi stimati in circa dieci milioni. Nel 1991 venne approvato un nuovo farmaco, la DDI che, come l'AZT, mirava a impedire la trascrittasi inversa agendo sugli enzimi coinvolti, evitando alcuni degli effetti collaterali del precedente farmaco. Un anno dopo fu approvata la DDC, un altro inibitore, e prese avvio lo studio clinico sulla combinazione a due farmaci.

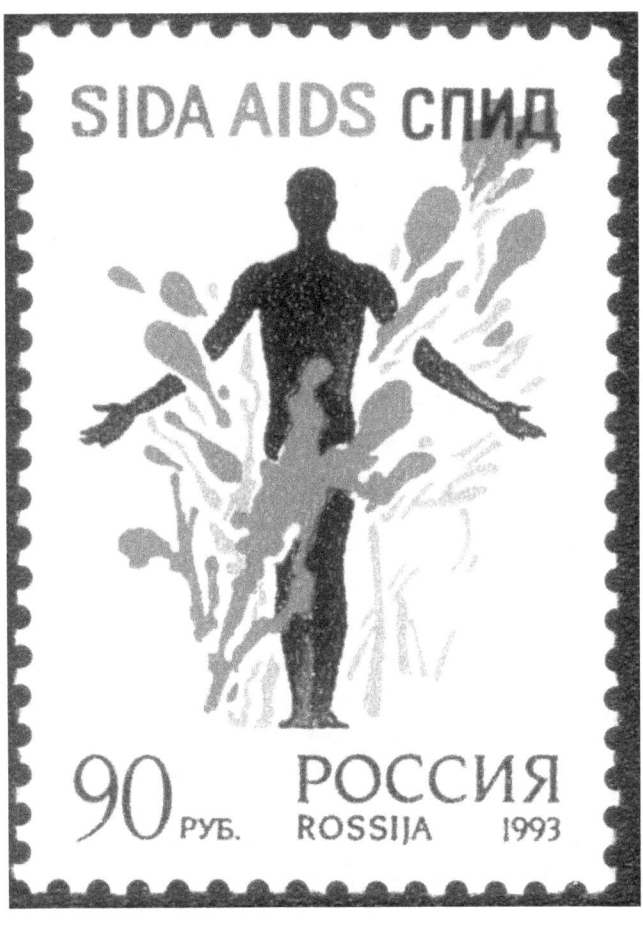

Un francobollo russo del 1993 dedicato all'epidemia di AIDS

La conferenza del 1991 si tenne a Firenze e quella successiva, l'VIII°, si tenne ad Amsterdam. Magic Johnson, l'indiscutibile campione dell'NBA americana, dopo aver ammesso di essere sieropositivo nel 1991, divenne il simbolo della speranza, la sua malattia non progredì mai a uno stadio grave grazie all'uso dei farmaci e divenne un riferimento per tanti giovani. Nel 1993 scoppiò lo scandalo del sangue infetto, in Francia e poi anche in Italia, che portò all'arresto di quattro funzionari della banca del sangue. La IX° conferenza si tenne a Berlino, in cui si registrò come l'epidemia si stesse diffondendo molto rapidamente nel sud est asiatico. Lo stesso anno i CDC americani introdussero una nuova definizione di AIDS, non più basata sui sintomi, ma sul livello di linfociti T CD4+ al di sotto di 200/mm3.L'ingresso sul mercato del D4T si ebbe nel 1994, anno dell'ultima conferenza annuale, a Yokohama, e i dati emersi erano sconcertanti: i malati di AIDS nel mondo erano saliti del 37%, con 985.119 casi complessivi, dei quali il 42% negli Stati Uniti, il 33,5% in Africa, l'11,5% in Europa, l'11,5% nelle Americhe, l'1% in Asia e lo 0,5% in Oceania; i sieropositivi erano stimati in 16 milioni, di cui un milione solo di bambini in Africa. In Italia i dati parlavano di un infettato ogni diecimila abitanti. La progressione farmacologica aveva ridotto la percentuale di mortalità che dal 100% nel 1984 era scesa al 77,5%. Il 1995 fu l'anno di picco dell'epidemia, con 4.515 casi in Italia, ma fu anche l'anno dei nuovi farmaci, il saquinavir, primo inibitore della proteasi, e il 3TC, un inibitore della trascrittasi inversa particolarmente sinergico con altri inibitori. Il 1996 fu l'anno della svolta che vide l'abbandono della monoterapia (AZT) e delle duplici terapie: a gennaio infatti furono presentati studi clinici sull'Haart (Highly Active Anti-Retroviral Therapy), che presto diventò lo standard mondiale nella cura dell'AIDS. Si tratta di una combinazione di due inibitori della trascrittasi inversa, il processo che permette al virus di trascrivere il proprio codice genetico (RNA) nello stesso linguaggio usato dal codice genetico delle cellule dell'uomo (DNA), impedendo di essere aggredito dai farmaci e dalla risposta immunitaria, e di un inibitore della proteasi, ovvero l'enzima che modella le macroproteine prodotte dalle cellule infettate in una forma idonea a dar vita a nuovi virus. Lo scienziato taiwanese David Ho, sulla base di modelli matematici, sostenne che era vicina la possibilità di eradicare il virus e si guadagnò la copertina del TIME come "uomo dell'anno". Le possibilità terapeutiche si arricchìrono di nuovi farmaci, e l'XI° Conferenza Internazionale AIDS a Vancouver si chiuse per la prima volta con dati meno negativi del trend a cui si era abituati. La mortalità per AIDS calò in modo rapido e netto i ricoveri diminuirono in modo drastico mentre la fiducia, l'ottimismo, e l'entusiasmo, tornarono tra medici e pazienti affetti da HIV. La nuova conferenza internazionale si tenne a Durban. Dei 36,1 milioni di sieropositivi nel 2000 (di cui 1,4 di bambini sotto i 15 anni di età), oltre il 70% viveva nell'Africa sub-sahariana e il 16% nel sud-est asiatico. L'assistenza ai malati ha stimolato la nascita e la regolamentazione dei day-hospital e dell'assistenza domiciliare, mentre nascevano forme di volontariato organizzato.

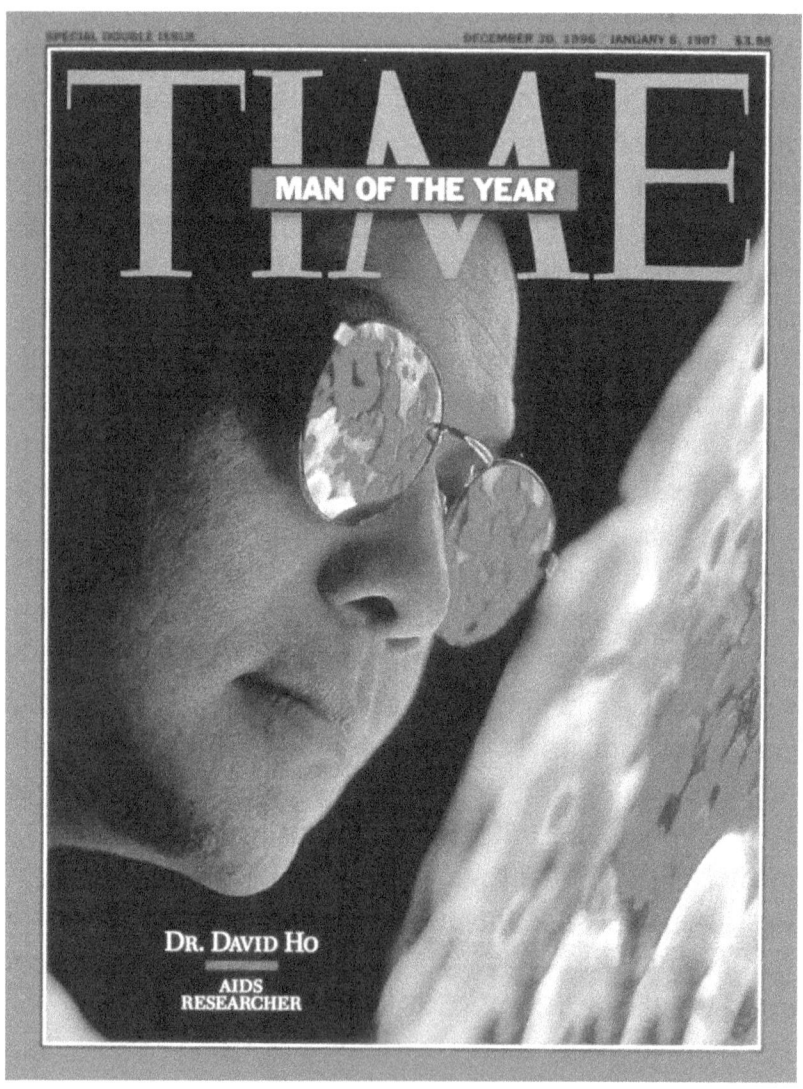

Dr. David Ho, uomo dell'anno – Time, 30/12/1996

Nei paesi poveri l'epidemia di AIDS ha rivelato all'opinione pubblica lo stato di abbandono di interi sub-continenti, spingendo l'intervento di molte associazioni non-profit impegnate nella lotta all'AIDS, con risultati incoraggianti. In paesi dove ancora oggi si muore di malaria, tubercolosi, polmoniti e diarree, tutte malattie curabili con costi enormemente inferiori a quelli delle cure per l'AIDS, la diffusione di una cultura della salute, legata all'educazione, l'informazione, la prevenzione e la cura, può portare ricadute positive su tutte le patologie che affliggono i paesi poveri. Oggi la situazione dell'epidemia nel mondo è complessa e articolata. Nel mondo occidentale, categorie un tempo ad altissimo rischio, come eroinomani e omosessuali maschi, sono oggi interessate in maniera più limitata dal contagio. Oggi la causa prevalente di contagio nel mondo è la trasmissione eterosessuale. La mortalità continua a rimanere alta e si continua a combattere questa guerra. I dati presentati dall'Unaids, il programma delle Nazioni Unite per Hiv/Aids, nel 2018, evidenziano che sono state 770.000 le persone morte nel mondo a causa dell'Hiv, numero che emerge dal Global Aids Update 2019. L'utilizzo tempestivo di efficaci strumenti diagnostici e farmaci per la cura dell'Hiv/Aids potrebbe prevenire la maggior parte di queste morti, ma dal 2014 il numero annuale dei decessi non è diminuito che in minima parte, avverte Medici Senza Frontiere (Msf). Il numero di morti per Aids nel 2018 (770mila) si è ridotto di poco rispetto agli anni precedenti (800.000 nel 2017 e 840.000 nel 2016). Il tasso di riduzione della mortalità è stagnante. Dal rapporto dell'Unaids, emerge che circa 35 milioni di persone vivono con HIV nel mondo nel 2012: in aumento rispetto agli anni precedenti. In calo le nuove infezioni. Una riduzione che nei bambini è stata drastica fino ad arrivare a 260 mila infezioni: -53% in undici anni. Allo stesso tempo, i decessi collegati all'AIDS nel 2012 sono stati 1,6 milioni, con un calo del 30% rispetto al picco del 2005. In Italia, dall'inizio dell'epidemia nel 1982 a oggi sono stati segnalati quasi 65.000 casi di AIDS, di cui circa 42.000 deceduti.

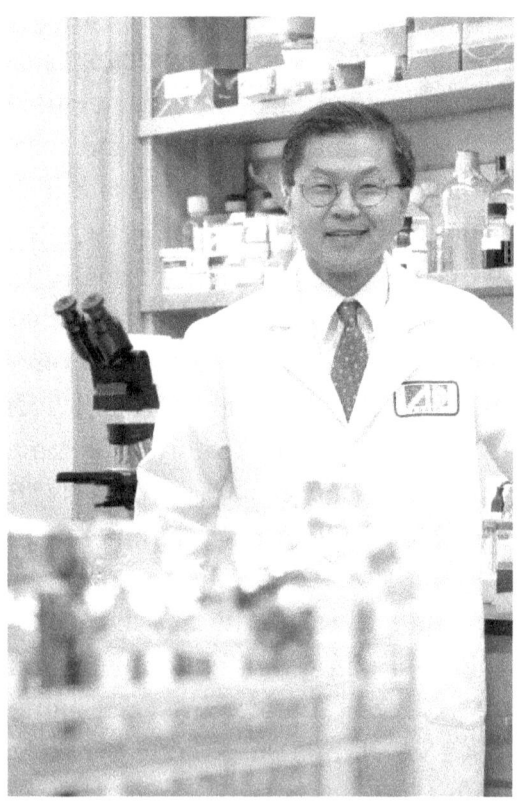

David Ho nel suo laboratorio all'interno del Aaron Diamond AIDS Research Center, New York, NY - Wendy Chen per David Ho il 2 gennaio 2009

Il virus provocò la sua più celebre vittima il 24 novembre 1991, quando la rockstar Freddie Mercury, cantante e frontman dei Queen, morì per una patologia correlata all'AIDS dopo aver annunciato la malattia soltanto il giorno precedente. Il 25 Novembre 1991, il quotidiano "La Stampa" scriveva questo articolo:

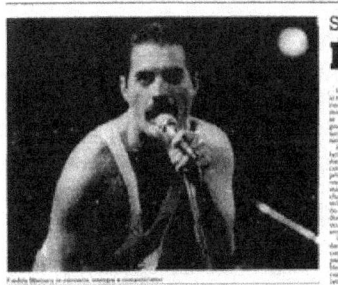

«Freddie Mercury si è spento serenamente nella sua casa di Kensington a Londra. È morto di broncopolmonite, indotta dall'AIDS», ha dichiarato l'agente dei Queen Roxy Meade, in un breve comunicato diffuso nella tarda serata di ieri. Esponente di punta del rock britannico per quasi 20 anni, leader e cantante dei Queen, Mercury ha portato il suo gruppo ai primi posti delle classifiche di vendita con brani come «Bohemian rhapsody» e «We are the champions», che hanno venduto milioni di copie in tutto il mondo e hanno risuonato in tutte le discoteche. Mercury (il cui vero nome era Frederick Bulsara), aveva 45 anni. Soltanto sabato scorso, diffondendo tramite il suo agente un comunicato che aveva destato parecchia emozione nell'ambiente artistico londinese, Mercury aveva rivelato di essere malato di AIDS. Ma il musicista non aveva mai fatto mistero con nessuno della sua bisessualità e della vita sregolata che amava condurre. «Ho avuto molti amanti, ho cercato relazioni di ambo i generi, con maschi e con femmine, ma tutte sono andate male», diceva spesso. Annunciando di avere l'AIDS, il cantante aveva spiegato di aver voluto fino a quel momento tenere nascosta la sua condizione «per tutelare la privacy delle persone che mi sono vicine»; «è tuttavia arrivato il momento che i miei amici e i miei fan in tutto il mondo conoscano la verità», aveva detto, «e spero che tutti vogliano unirsi a me, al mio medico e a tutti quelli che nel mondo lottano contro questa tremenda malattia». «Il riserbo», aveva aggiunto, «è sempre stato importantissimo per me, che sono famoso per non concedere interviste. Vi prego di capire che questa linea continuerà». E aveva concluso «Ho imparato a starmene tranquillo. Penso che naturalezza e sincerità siano doti vincenti e spero che entrambe traspaiano dalle mie canzoni. Come vorrei essere ricordato? La cosa riguarda gli altri e, dopo morto, a chi potrà importare? A me no, di sicuro, io vivo per il domani». Da quasi due anni Mercury viveva pressoché segregato nella sua bella casa londinese, frequentando un giro ristrettissimo di amici. La sua ultima comparsa in pubblico, poco più di una breve apparizione, risaliva a 18 mesi fa, per una cerimonia di premiazione. Le fotografie scattate in quella circostanza, e pubblicate oggi dai giornali inglesi, lo mostrano sofferente e molto smagrito. Dal 1986 i Queen, il gruppo pop di cui era fondatore e anima, non facevano tournée, e un loro ritorno sulle scene sarebbe ormai stato considerato un evento.

Mercury era nato a Zanzibar il 5 settembre 1946, figlio di un ragioniere del governo, e aveva studiato a una scuola privata di Bombay. Quando la famiglia aveva fatto ritorno in Gran Bretagna, si era iscritto allo Ealing College of Arts. Formò i Queen nel 1971, con Brian May, John Deacon e Roger Taylor. Il loro primo album, del luglio 1973, si intitolava semplicemente «Queen». Seguì, un anno dopo, «Queen II», ma fu l'LP «A night at the opera» - contenente il pezzo di sette minuti, uscito anche in single, «Bohemian Rhapsody» - a decretarne il successo. Tra i primi del pop e del rock, i Queen si affidarono con successo ai video per lanciare le loro musiche. I loro dischi sono stati venduti, in tutto il mondo, in milioni di esemplari. I funerali di Freddie Mercury (il musicista verrà cremato), si svolgeranno in forma privata in settimana. Il giorno dopo, "La Stampa" scriveva ancora: "L'Aids più forte di Freddie".

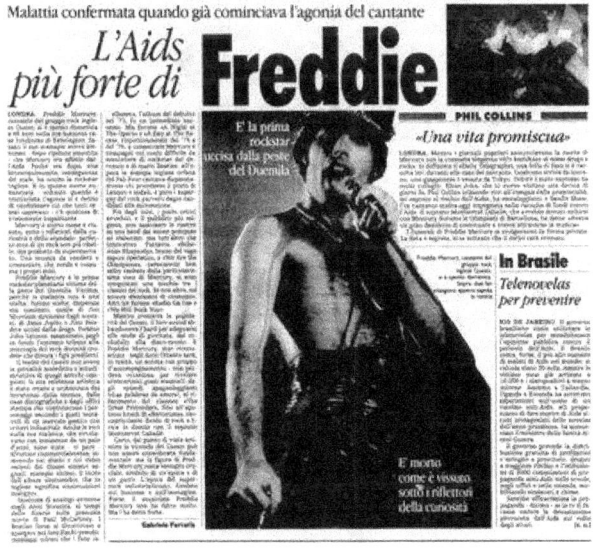

L'INFLUENZA SUINA 2009-2010

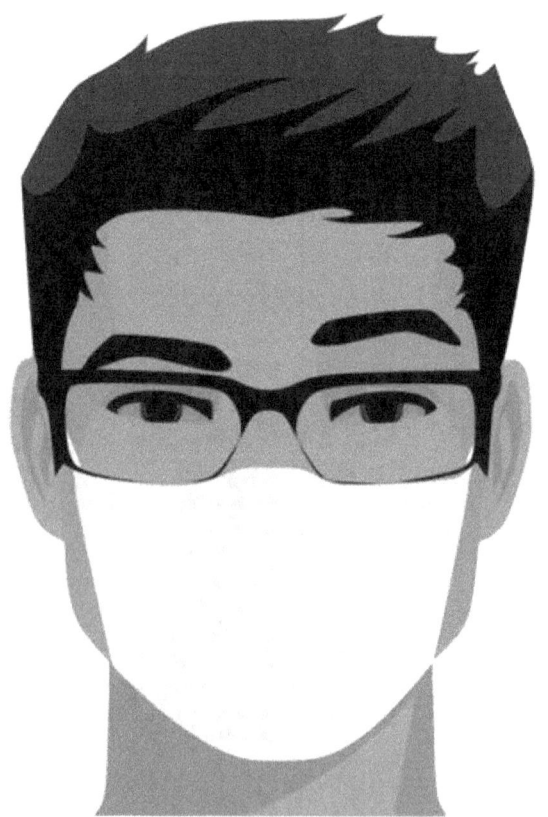

Un uomo con la mascherina –Pubblico dominio

L'influenza pandemica H1N1(pH1N1), comunemente denominata influenza suina, è un'infezione causata da un ceppo relativamente nuovo del virus influenzale A. Un sottotipo di influenza suina del tipo A H1N1 si è trasmessa da alcuni allevamenti di maiali all'uomo nel 2009, causando vittime in Messico e diffondendo la malattia nel mondo. Dal 13 ottobre all'8 novembre 2009, i casi stimati in Italia sono stati 1.521.000 e la percentuale dei decessi in Italia causati dall'influenza A è stata dello 0,029 per mille, contro il 2 per mille della normale influenza. Spesso questa epidemia è stata accostata, erroneamente, all'epidemia di influenza aviaria che ha avuto inizio a cavallo tra il 2003 e il 2004 nel Sud-Est asiatico, il cui virus però era di tipo A H5N1. Dato che le prime segnalazioni erano incentrate sulla componente suina, pubblicamente è stata citata come "influenza suina", sebbene non fosse stata acquisita direttamente dai maiali. Come avviene nell'influenza comune, l'infezione dovuta a questo virus influenzale viene trasmessa da altri soggetti infetti da persona a persona. A differenza di ciò che avviene nella normale influenza, vi sono maggiori probabilità che l'influenza pH1N1 si manifesti ed abbia esiti fatali in adulti giovani e di mezza età, piuttosto che nelle persone anziane, perché il ceppo pH1N1 è molto diverso da qualsiasi altro ceppo recente di influenza. La maggior parte dei ceppi del virus dell'influenza suina è leggermente diversa da quella che colpisce l'uomo. Questi ceppi si trasmettono molto raramente agli esseri umani e quando ciò avviene, si diffondono molto raramente da persona a persona. Tuttavia, una variante di un ceppo di virus dell'influenza suina, H3N2v, ha infettato bambini e adulti in diversi stati degli

Stati Uniti. Le persone contagiate erano state in contatto con suini domestici, apparentemente in buona salute, ma con virus, solitamente alle fiere agricole. I sintomi dell'influenza H1N1 sono di norma simili a quelli dell'influenza comune e includono febbre, tosse, mal di gola, spossatezza, cefalea, brividi, secrezione nasale, nausea, vomito e diarrea. Nella maggior parte dei soggetti, i sintomi sembrano svilupparsi da uno a quattro giorni dopo l'esposizione al virus e sono presenti al massimo per altri sette giorni. I soggetti affetti possono diffondere l'infezione per circa otto giorni, a partire dal giorno precedente la comparsa dei sintomi fino alla risoluzione dei sintomi. Solitamente i sintomi sono lievi, ma possono aggravarsi e causare polmonite o insufficienza respiratoria. L'infezione può causare un peggioramento dei disturbi cronici (come le malattie cardiache e polmonari e il diabete) e durante la gravidanza può causare complicanze (come aborto spontaneo o parto prematuro). I bambini di età inferiore ai 5 anni e i soggetti con malattie renali o epatiche, oppure con sistema immunitario compromesso a causa di farmaci o patologie come l'AIDS, sono ad alto rischio di complicanze. La pandemia del 2009 è stata la prima pandemia del XXI secolo. Fu nell'aprile del 2009 che l'Organizzazione mondiale della sanità (OMS) e i Centers for Disease Control and Prevention hanno lanciato l'allarme, sostenendo che il virus si trasmetteva direttamente tra uomini (senza quindi che fosse necessario il contatto con l'animale infetto), arrivando a definire possibile una pandemia influenzale. Dall'aprile 2009 sono stati accertati focolai di infezione nell'uomo in Messico e il numero dei casi e dei morti accertati in relazione alla trasmissione da uomo a uomo hanno fatto salire il livello di allarme. Casi sporadici sono sospettati anche in altri paesi americani. Tuttavia, stando a risultati di analisi statistica, si può dedurre che la semplice influenza stagionale, produce un numero di vittime di gran lunga superiore a quelle provocate dal virus A/H1N1, dunque non è considerata una pandemia altamente pericolosa.

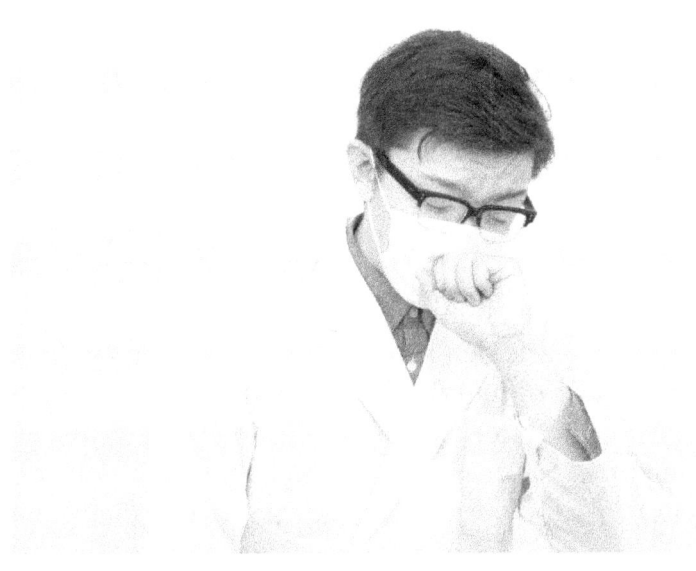

Un medico, con camice e mascherina –Pubblico dominio

Il 3 giugno 2009 l'OMS, ha alzato il livello d'allerta a 6, pari al massimo dell'emergenza pandemica. L'11 giugno l'OMS ha dichiarato ufficialmente la pandemia, quando nel mondo vi sono stati 28.774 casi confermati e 144 decessi. Il 14 luglio la stessa OMS dichiarò la necessità del vaccino in tutti i paesi. L'8 giugno 2010 Margaret Chan, Direttore generale dell'OMS, rispose alle accuse di Fiona Godlee del

BMJ relative al sospetto di influenze ricevute dalle case farmaceutiche sulla dichiarazione dello stato di pandemia da parte dell'OMS: "Senza dubbio, l'editoriale del BMJ lascerà a molti lettori l'impressione che la decisione dell'OMS di dichiarare lo stato di pandemia è stato almeno in parte influenzato da un desiderio di aumentare i profitti dell'industria farmaceutica. Il punto è però che la decisione di aumentare il livello di rischio di allerta di pandemia si è basato su chiari criteri epidemiologici e virologici. È difficile piegare questi criteri, quale che siano le motivazioni" e ancora: "Le accuse secondo le quali l'OMS avrebbe modificato la sua definizione di pandemia per venire incontro a un evento meno severo (a beneficio dell'industria) non è supportato dai fatti". L'eurodeputata verde di Europa Ecologia, Michele Rivasi, chiese che venisse istituita una commissione d'inchiesta parlamentare sulla gestione da parte dell'Unione europea della pandemia dell'influenza A. Wolfang Wodarg, presidente tedesco della commissione Sanità del Consiglio d'Europa, parlò di una "falsa pandemia", accusando esplicitamente le industrie farmaceutiche di aver influenzato la decisione dell'Organizzazione Mondiale della Sanità di dichiarare la pandemia: "Per promuovere i loro farmaci brevettati e i vaccini contro l'influenza, le case farmaceutiche hanno influenzato scienziati e organismi ufficiali, competenti in materia sanitaria, e così allarmato i governi di tutto il mondo: li hanno spinti a sperperare le ristrette risorse finanziari per strategie di vaccinazione inefficaci e hanno esposto inutilmente milioni di persone al rischio di effetti collaterali sconosciuti per vaccini non sufficientemente testati". Nel 2013 uno studio pubblicato dal Journal of

Epidemiology and Community Health ha evidenziato come le comunicazioni al pubblico sui rischi di questa epidemia siano state influenzate da interessi personale dei ricercatori accademici. Nonostante i dibattiti, salirono i casi e i decessi, principalmente negli Stati Uniti e in Messico, mentre in Europa gli stati più colpiti furono Regno Unito, Spagna e Ucraina. A quanto pare, tutto iniziò nel febbraio 2009 quando si ammalò Edgar Hernandez, 4 anni, di La Gloria (Municipalità di Perote, Veracruz), villaggio messicano caratterizzato dalla presenza di un gigantesco allevamento di maiali. Da lì l'inizio di una crisi che sarebbe diventata internazionale solo il successivo 24 aprile. Il 6 agosto 2010 l'OMS dichiarò ufficialmente la fine della pandemia con 1.632.710 casi nel mondo e 18.449 decessi. In Italia, iniziò tutto a fine aprile 2009, quando una donna proveniente da San Diego fu ricoverata a Venezia come caso sospetto. Al 30 aprile 2009 nella penisola si contavano circa venti casi sospetti, ma nessuno di questo è stato confermato. Il 2 maggio venne riscontrato il primo caso positivo di questa influenza. Il paziente, ricoverato nell'ospedale di Massa il 23 aprile 2009, guarì. Il secondo caso si registrò il giorno dopo su un individuo di ritorno dal Messico e venne ricoverato a Roma, dove guarì. Il 18 luglio i casi italiani erano 258, senza complicanze gravi. Il primo italiano morto fu in Argentina, il 26 luglio. Il 29 Agosto viene ricoverato in gravi condizioni all'ospedale di Monza un ragazzo di 24 anni, di Parma, positivo al virus. Fu il primo grave caso in Italia, ma il 3 settembre i medici dichiararono che il paziente era guarito. Il 4 settembre fu la data della prima vittima in Italia, un napoletano di 51 anni affetto da altre patologie. Il 19 settembre morì una donna di 46 anni ricoverata dal 30 agosto all'ospedale Papardo di Messina. La donna, che aveva contratto il virus da alcuni familiari di ritorno da una vacanza in Inghilterra, non soffriva di patologie pregresse. Fu quindi il primo decesso in Italia causato dal solo virus H1N1. L'ultimo comunicato emesso dal Ministero della Salute fissa a 229 il numero di «vittime collegate alla nuova influenza» che, in rapporto al numero stimato dei casi al 31 gennaio 2010 (4.408.000) corrisponde a una letalità di circa lo 0,005%, molto meno rispetto a quella della passata influenza H3N2. Il governo Berlusconi IV decise di fornire la co-somministrazione del vaccino contro l'influenza da virus A/H1N1 assieme al vaccino dell'influenza stagionale. Si concluse il tutto con più di 18.000 morti nel mondo, un dato importante ma nettamente inferiore a tante altre pandemie della storia.

BIBLIOGRAFIA

- Dixon B. "Ebola in Greece?" *British Medical Journal* (1996), 313–430.
- McNeill, William H. *Plagues and People*. New York: Anchor Books, 1976. ISBN 0-385-12122-9.
- Pomeroy, Sarah B. *Spartan Women*. Oxford: Oxford University Press, 2002. ISBN 0-19-513067-7.
- Zinsser, Hans. *Rats, Lice and History: A Chronicle of Pestilence and Plagues*. Boston, 1935; New York: Black Dog & Leventhal Publishers, 1996. ISBN 1-884822-47-9.
- Zhou F, Yu T, Du R, e altri, "Clinical course and risk factors for mortality of adult inpatients with COVID-19 in Wuhan, China: a retrospective cohort study"
- Tucidide, *La guerra del Peloponneso*
- Zhistorica/centro studi storici
- Le basi della microbiologia (Harvey R.)
- Marco Aurelio. *Meditations IX.2*. Traduzione ed introduzione di Maxwell Staniforth, Penguin, New York, 1981.
- McNeill, William H. *Plagues and Peoples*. Bantam Doubleday Dell Publishing Group, Inc., New York, 1976. ISBN 0-385-12122-9.
- Gilliam, J. F. "The Plague under Marcus Aurelius". *The American Journal of Philology* 82.3 (luglio 1961), pp. 225–251.
- Zinsser, Hans. *Rats, Lice and History: A Chronicle of Disease, Plagues, and Pestilence*. Black Dog & Leventhal Publishers, Inc., 1996. ISBN 1-884822-47-9.
- Bruun, Christer, "The Antonine Plague and the 'Third-Century Crisis'," in Olivier Hekster, Gerda de Kleijn, Danielle Slootjes (ed.), *Crises and the Roman Empire: Proceedings of the Seventh Workshop of the International Network Impact of Empire, Nijmegen, June 20–24, 2006.* Leida/Boston: Brill, 2007 (Impact of Empire, 7), 201-218.
- Harper Kyle, Il destino di Roma. Clima, epidemie e la fine di un impero, Einaudi, Torino, 2019. ISBN 9788806240141
- Massimo Montanari, *Storia medievale*, 23ª ed., Laterza, 2006, ISBN 978-88-420-6540-1.

- Stefan Cunha Ujvari, *Storia delle epidemie*, Bologna, Odoya, 2002, ISBN 978-88-6288-127-2, OCLC 775569586.
- Michel Vovelle, *La morte e l'occidente. Dal 1300 ai nostri giorni*, Roma, Editori Laterza, 1984, ISBN 88-420-2782-0, SBN IT\ICCU\RAV\0008556.

- Anna Foa, *Ebrei in Europa: dalla peste nera all'emancipazione XIV-XVIII secolo*, Laterza, 1992, ISBN 88-420-3947-0, OCLC 27071770.
- Roberto Bianchi, *La "spagnola". Appunti sulla pandemia del Novecento*, in *Blog di Passato e presente*, 2020.
- Eugenia Tognotti, *La spagnola in Italia. Storia dell'influenza che fece temere la fine del mondo.*, Milano, Franco Angeli, 2002.
- Riccardo Chiaberge, *1918 La grande epidemia.*, UTET, 2016.
- Laura Spinney, *1918. L'influenza spagnola. La pandemia che cambiò il mondo*, Marsilio, 2017, EAN: 9788831728591
- M.D. Grmek, *AIDS. Storia di una epidemia attuale*, Roma-Bari, Laterza, 1989.
- S. Franceschi, L. dal Maso, C. La Vecchia, *Trends in incidence of AIDS associated with transfusion of blood and blood products in Europe and the United States*, 1985-93, *British Medical Journal*, 1995, n. 311.

- Lester K. Little, ed., *Plague and the End of Antiquity: The Pandemic of 541-750*, Cambridge, 2006. ISBN 0-521-84639-0
- McNeill, William H., "*Plagues and Peoples.*" Bantam Doubleday Dell Publishing Group, Inc., New York, NY, 1976, ISBN 0-385-12122-9.
- Moorhead, J., "*Justinian*", London 1994.
- Orent, Wendy. "*Plague, The Mysterious Past and Terrifying Future of the World's Most Dangerous Disease.*", Simon & Schuster, Inc., New York, NY, 2004, ISBN 0-7432-3685-8.
- Rosen, William. *Justinian's Flea: Plague, Empire, and the Birth of Europe*, Viking Adult, 2007. ISBN 978-0-670-03855-8.
- Luca Borghi, *Umori*, Roma, Società Editrice Universo, 2012, ISBN 978-88-6515-076-4.
- Eugenia Tognotti, *Il mostro asiatico. Storia del colera in Italia*, Bari, Editori Laterza, 2000, ISBN 88-420-6056-9.

SITOGRAFIA

- https://www.studiarapido.it/

- https://ricerca.repubblica.it/

- https://www.fanpage.it/cultura

- https://www.luinonotizie.it/

- https://www.who.int/

- https://it.wikipedia.org

- http://www.salute.gov.it/

- http://www.agcnews.eu/

- www.vita.it

- www.treccani.it

- www.medicitalia.it

- http://www.mondimedievali.net/

- https://www.epicentro.iss.it/

- https://www.ilpost.it/

BIOGRAFIA DELL'AUTORE

Dario Rigliaco nasce ad Albenga (SV) il primo Gennaio 1982, per poi approdare a Genova (città di cui si innamora per il suo fascino storico e culturale) dove vive tutt'ora con sua moglie Federica e i suoi due figli, Diana e Lorenzo.
Nel 2010 fonda insieme all'amico Emmanuel Tonoli, la nota associazione culturale genovese "D&E ANIMATION", di cui è Presidente ed in cui milita, insieme agli altri attori, esibendosi in vari spettacoli teatrali (di cui è egli stesso autore) ed in eventi di piazza.
I copioni e le sceneggiature da lui redatte sono 250 circa in 10 anni e si esprime soprattutto per la capacità di unire i riferimenti reali agli spunti creativi.
E' l'inventore di un format interattivo intitolato "Cena Medievale con Delitto" (unico nel suo genere), richiesto dai più noti locali liguri (e non solo), dove lui ed i suoi ragazzi, interagiscono e "giocano" con i commensali, tenendoli comodamente seduti al loro tavolo.
La sua prima opera letteraria, il romanzo "Gli Eroi con la Speranza nel Cuore" (fantasy-motivazionale), lo vede esordire per la prima volta sugli scaffali delle librerie italiane, seguito l'anno dopo dalla seconda edizione con i capitoli inediti e successivamente rieditato con il titolo "Avenius, gli eroi con la speranza nel cuore".
Tra i titoli di punta, "Camelot, illustrato dai bambini

durante la pandemia del COVID-19" che ha scalato le classifiche dei Best Seller di Amazon, "Miti&Misteri della Liguria", "Borghi imperdibili della Liguria" e "Liguria da scoprire" (editoriale programma), frutto di una dettagliata ricerca sul territorio, "Cene medievali con delitto, racconti e avventure, storia e ricettario"(De Ferrari editore) in cui dona una "seconda vita" ai copioni teatrali di successo facendoli diventare romanzi e completando l'opera raccontando come venivano impiegati i cibi nel medioevo, "Il ponte degli Angeli" (disponibile su Amazon), fiaba che narra metaforicamente ai più piccoli, la tragedia del ponte Morandi, i cui i proventi sono stati devoluti in beneficenza alle associazioni di volontariato che si sono recate sul luogo del crollo. Infine la trilogia dal titolo "Il Medioevo in 111 risposte", composta da: "La vita in campagna", "La vita in città" e "Castelli e Cavalieri", rivisitata in un unico volume "Il Medioevo in 333 risposte", "Il libro delle Pandemie" dove racconta le pandemie della storia, dalla peste di Atene alla suina del 2010 e "Streghe, Diavoli e altre leggende Italiane", disponibile anche in lingua inglese.

Dario è anche sceneggiatore e attore, (nel personaggio di Arsen Voros) della fortunata serie (di carattere fantasy/medievale) "Game of Kings" (interamente girata in Liguria), presentata sul grande schermo, per poi approdare in TV e infine sul web. Da segnalare anche, i due volumi che l'autore ha redatto subito dopo le riprese della serie, dal titolo "Game of Kings –cronache dal set-", (vol.1 e vol.2) raccolta di tutti i comunicati stampa da lui scritti e pubblicati dai giornali, oltre che delle

immagini più significative. Nel 2019 scrive la sceneggiatura di un nuovo lungometraggio intitolato "Mondi Paralleli, prigionieri del tempo" e vince la "menzione speciale" al 22° festival internazionale "inventa un film" nella sezione "sceneggiatura".
Ma oltre al cinema, Dario passa anche dalla TV, ed esattamente al "Festival internazionale del cinema di Roma 2019" (in uno spot targato RAI), dove interpreta un legionario romano, oppure nel film documentario "Il fantasma dal mantello color porpora", dove interpreta Stefano Raggi (regia di Marino Carmelo). Suoi anche i quattro copioni degli spettacoli andati in onda sul piccolo schermo "Il teatro in TV" (regia di Gianluca Messina) dove interpreta un boia, il diavolo, un soldato di Barbarossa e un pirata saraceno, mentre nella web serie "Treasure of Gods", ambientata nel 1800 partecipa come j-stunt performer. Nel periodo post lockdown del 2020, riapre i set in Liguria con due cortometraggi in linea con i protocolli di sicurezza, "Lupo Nero" e "Rosso Sangue", per i quali si ispira alla fiaba di Perrault "Cappuccetto rosso", scrivendone due sceneggiature ai limiti del fiabesco, tra il thriller e il pulp, portando a casa un alloro all' "International Rivoli Film Festival" come semifinalista con "Rosso Sangue". Ad Agosto 2020, con l'assistenza di Genova Liguria Film Commission scrive e co-dirige "30'ToHell", un action-movie senza esclusione di colpi con l'obiettivo di rivalorizzare la zona di Ferrania nel comune di Cairo Montenotte. Subito dopo è attore nei panni di un dottore del 2039, sul set dello short-movie "NEAR" diretto da Gioele Fazzeri, oltre che j-stunt nei panni di un guerriero saraceno al

fianco dell'internazionale stuntman Walter Siccardi in occasione della produzione "Aleramici in Sicilia", un docu-film televisivo. Inoltre, nel 2020 firma la prefazione del romanzo di successo "Tutta un'altra storia" di Davide Consoli, mentre continuano i contenuti settimanali per la rubrica "Liguria: storia e leggenda" su "La Voce di Genova". Dario, è anche "l'esperto di leggende" nei servizi di Luca Galtieri su canale 5 per "Striscia la Notizia".

Contatti:

Facebook: Dario Rigliaco autore

Instagram: dario111982

Twitter: Dario Rigliaco

Email: dariorigliaco@gmail.com

Hai una storia da raccontare? Una leggenda legata al tuo territorio? Un fatto misterioso che ti è accaduto? Scrivimi un email!

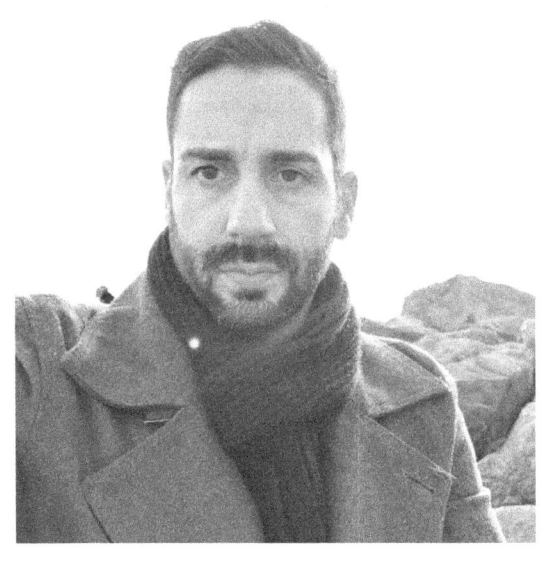

Dario Rigliaco

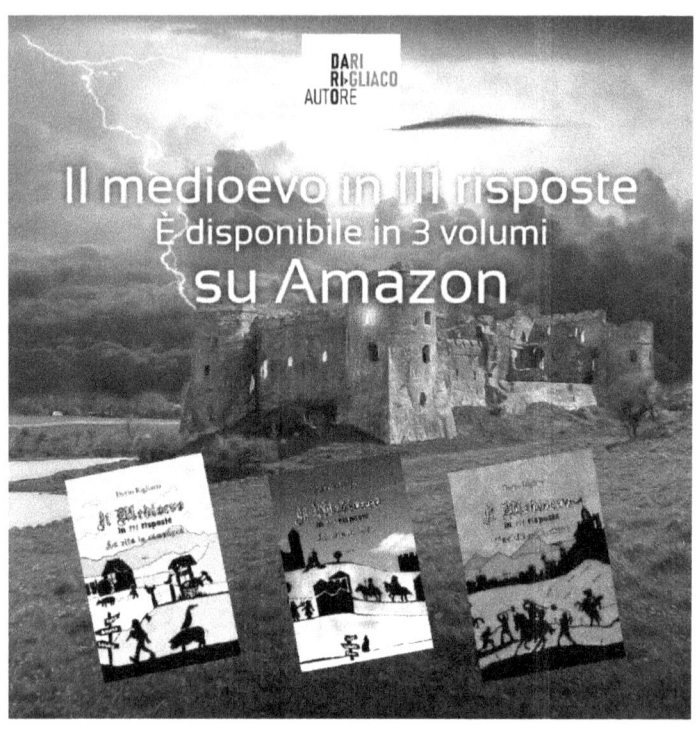

Domande e risposte per conoscere la storia senza fatica.

La vita in Campagna;

La vita in Città;

Castelli e Cavalieri.

Curiosità e nozioni storiche, attraverso domande dirette, rivolte a un ipotetico viaggiatore del tempo.

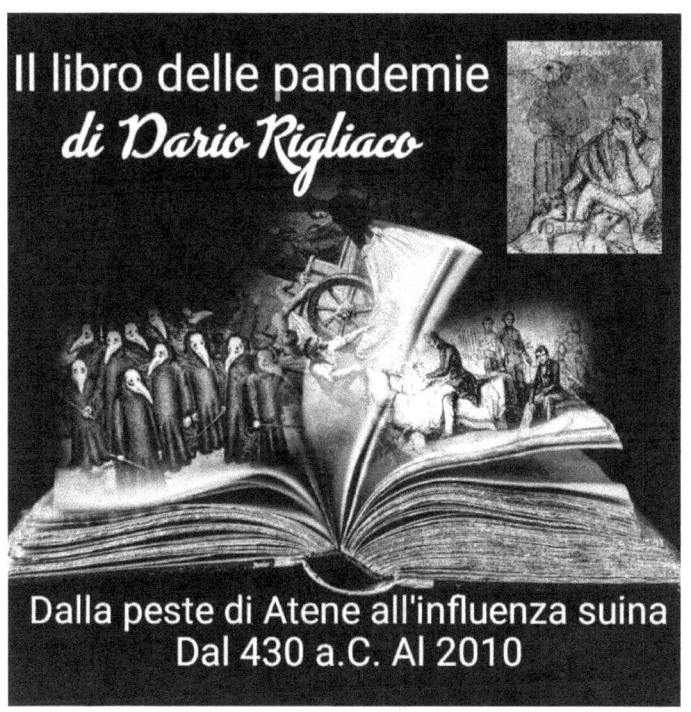

La storia e il decorso delle pandemie che hanno segnato l'evoluzione dell'uomo.

Dalla peste di Atene del 430 a.C., passando per la peste nera, il colera, il tifo, la peste di Giustiniano, la peste Antonina, l'influenza spagnola, l'asiatica, l'influenza di Hong Kong, l'AIDS e la suina.

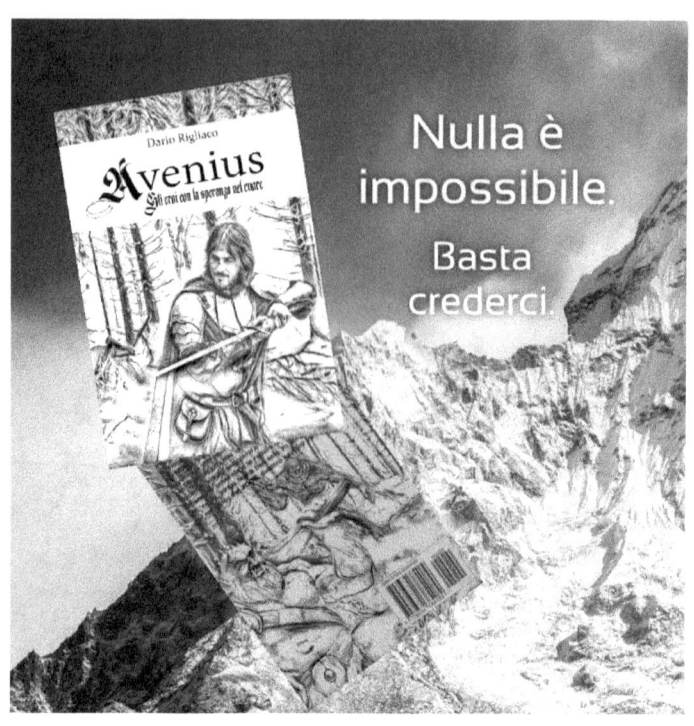

Il romanzo fantasy/medievale di Dario Rigliaco è la sua prima pubblicazione.

Definito di carattere "motivazionale", è un viaggio di eroi, attraverso un mondo magico che ti avvolgerà dall'inizio alla fine.

Cerca i titoli di #darioriglíacoautore in libreria e sul web

DARI RIGLIACO AUTORE

www.ingramcontent.com/pod-product-compliance
Lightning Source LLC
Chambersburg PA
CBHW071414210526
45465CB00001B/384